Siyarani S. Juwarkar
Rajesh T. Anegundi

Teledentística

Siyarani S. Juwarkar
Rajesh T. Anegundi

Teledentística

Um benefício para a prática dentária contemporânea

ScienciaScripts

Imprint

Cover image: www.ingimage.com

This book is a translation from the original published under ISBN 978-620-8-01233-5.

Publisher:
Sciencia Scripts
is a trademark of
Dodo Books Indian Ocean Ltd. and OmniScriptum S.R.L publishing group

120 High Road, East Finchley, London, N2 9ED, United Kingdom
Str. Armeneasca 28/1, office 1, Chisinau MD-2012, Republic of Moldova, Europe
Printed at: see last page
ISBN: 978-620-7-98647-7

ÍNDICE

INTRODUÇÃO

A comunicação é um processo social de troca de informações que permite o contacto humano direto e uma compreensão bidirecional.

O termo "tele", que significa "à distância", foi acrescentado à palavra "comunicação" e a palavra "telecomunicação" foi derivada por EDourd Estaunie em 1904, mencionada no seu livro Traite' pratique de te'le'communication electrique (te'le'graphie-te'le'phonie).[1]

As telecomunicações fornecem sinais eléctricos para a comunicação à distância.

Trata-se do serviço de fornecimento de comunicações eléctricas à distância. É uma tecnologia que elimina a distância entre continentes, entre países, entre pessoas. Para contactar outra pessoa por telefone, só é necessário percorrer a distância entre o local onde se encontra e o telefone mais próximo.

Internet, uma arquitetura de sistema que revolucionou as comunicações e os métodos de comércio ao permitir a interligação de várias redes de computadores em todo o mundo. Suporta a comunicação humana através de meios de comunicação social, correio eletrónico (e-mail), "salas de conversação", grupos de notícias e transmissão de áudio e vídeo e permite que as pessoas trabalhem em colaboração em muitos locais diferentes.[2,3]

A telemedicina pode ser definida em termos gerais como a utilização da tecnologia de telecomunicações para fornecer informações e serviços médicos. Esta tecnologia é frequentemente utilizada para ligar áreas medicamente carenciadas ou geograficamente distantes a centros médicos, de modo a que o pessoal local com menos formação possa prestar serviços de saúde com ajuda à distância. O termo engloba um conjunto diversificado de tecnologias e aplicações. A tecnologia das telecomunicações também é utilizada pelos bibliotecários para ajudar na prestação de cuidados de saúde, aumentando o acesso à informação médica.[4,5]

A área da medicina dentária tem registado grandes inovações tecnológicas nos últimos anos. Foram feitos progressos na utilização de computadores, tecnologia de telecomunicações, serviços de imagiologia de diagnóstico digital, dispositivos e software para análise e acompanhamento. Com a utilização de tecnologias de informação avançadas, a ciência da medicina dentária atravessou atualmente distâncias muito maiores do que alguma vez foi capaz. As novas tecnologias da informação não só melhoraram a qualidade da gestão dos pacientes dentários, como também tornaram possível a sua gestão parcial ou completa a distâncias de milhares de quilómetros dos centros de saúde ou de dentistas qualificados. Todo o processo de ligação em rede, partilha de informação digital, consultas à distância, trabalho e análise é tratado por um segmento da ciência da telemedicina relacionado com a medicina dentária conhecido como "Teledentistry".

DEFINIÇÃO

Para alguns, a teledentistry significa pesquisar na Web informações que possam ajudar um paciente. Para outros, é participar em cursos de formação contínua em linha. Na realidade, estas duas actividades são, de facto, navegação na Web e ensino à distância. A teleodontologia, por outro lado, é uma combinação de telecomunicações e medicina dentária, que envolve a troca de informações clínicas e imagens através de distâncias remotas para consulta dentária e planeamento de tratamentos.

A teleodontologia pode ser definida como a prestação remota de cuidados, aconselhamento ou tratamento dentário através da tecnologia da informação, em vez do contacto pessoal direto com o(s) paciente(s) envolvido(s). -Folke ***2001***

O termo "Teledentistry" foi utilizado pela primeira vez em ***1997***, quando ***Cook*** o definiu como "a prática da utilização de tecnologias de videoconferência para diagnosticar e aconselhar sobre tratamentos à distância".[6]

HISTÓRIA

A radiologia foi uma das primeiras especialidades médicas a utilizar as telecomunicações, logo em 1959, quando Albert Jutra utilizou um cabo de comunicação para transmitir exames de telefluoroscopia gravados em vídeo entre dois hospitais em Montreal, a oito quilómetros de distância (Weinstein et al 1987).

A teledentisteria, semelhante à telemedicina, foi utilizada pela primeira vez pela NASA na década de 1970 e depois pelo exército dos EUA. O conceito inicial de teledentistry desenvolveu-se como parte do projeto para a informática dentária, um novo domínio que combina a informática e a ciência da informação, a engenharia e a tecnologia em todas as áreas da saúde oral, que foi elaborado numa conferência de 1989 financiada pelo Westinghouse Electronics Systems Group em Baltimore. A conferência permitiu que os dentistas das forças armadas dos EUA tivessem uma consulta especializada num centro médico sobre os seus pacientes. O foco foi uma discussão sobre a forma de aplicar a informática dentária na prática dentária para afetar diretamente a prestação de cuidados de saúde oral. O nascimento da teledentistry como um campo subespecializado da telemedicina pode ser associado a 1994 e a um projeto militar do Exército dos Estados Unidos (U.S. Army's Total Dental Access Project), com o objetivo de melhorar os cuidados prestados aos pacientes, a educação dentária e a efetivação da comunicação entre dentistas e laboratórios dentários. Este projeto utilizou inicialmente um sistema telefónico tradicional (POTS) com dois métodos de comunicação diferentes: em tempo real e store-and-forward. Este projeto militar demonstrou que a teledentistry reduziu os custos totais de assistência ao paciente, estendendo a assistência dentária a áreas distantes e rurais e oferecendo informação completa necessária para análises mais profundas.[6,7]

Em 1995, Rocca et al realizaram um estudo piloto no Haiti para ligar um dentista geral a um especialista em medicina dentária em Washington DC, através de um sistema de satélite. Dois anos mais tarde, a teledentária baseada na rede digital de serviços integrados (RDIS) foi testada na Alemanha, Bélgica e Itália. Também foram realizados estudos na Escócia, Japão, Inglaterra e Taiwan para examinar a teledentistry baseada em ISDN.[8]

Desde então, a era da teledentistry está a expandir-se a nível mundial e a teledentistry está a ganhar terreno nos países em desenvolvimento. Com o avanço da tecnologia, foram criadas novas oportunidades para a teledentistry. As tecnologias atualmente disponíveis estão a começar a mudar a dinâmica da prestação de cuidados dentários. A teleodontologia oferecerá novas oportunidades para melhorar o nível de cuidados prestados aos pacientes e reformular os actuais modelos de negócio.

FORMAS DE TELEDENTISTRY

A teleconsulta através da teledentisteria pode ser efectuada de uma das seguintes formas

1. **Consulta interactiva bidirecional/em tempo real:**

Este tipo de teledentistry é um derivado do tipo síncrono de telemedicina e pode ser tão simples como uma chamada telefónica de um médico de clínica geral para um especialista/par para confirmação de um diagnóstico ou algo tão complexo como uma cirurgia remota assistida por um robot. Basicamente, neste tipo de telemedicina não há armazenamento de dados e estes são transmitidos em tempo real entre as duas partes envolvidas. Os requisitos deste tipo de ligações em tempo real são maiores do que os do tipo "store and forward", uma vez que o requisito básico em muitos casos é uma ligação rápida à Internet/intranet, o que exige um apoio infraestrutural adequado. Trata-se de uma videoconferência em que os profissionais de medicina dentária e os seus pacientes, em locais diferentes, podem ver, ouvir e comunicar uns com os outros, utilizando tecnologias de telecomunicações avançadas e ligações de rede de largura de banda ultraelevada.[6,7,8]

2. **Armazenar e reencaminhar:**

Envolve o intercâmbio de informações clínicas e de imagens estáticas recolhidas e armazenadas no equipamento de telecomunicações. No armazenamento e encaminhamento, o dentista recolhe todas as informações clínicas necessárias e imagens e radiografias intra-orais e extra-orais digitais (ou digitalizadas, originalmente sem imagens digitais) e encaminha-as para consulta e planeamento do tratamento através de redes estabelecidas e/ou da Internet, sendo o tratamento efectuado de uma forma muito mais atempada, orientada e rentável. O doente não está presente durante a "consulta". Os dentistas podem partilhar informações sobre o doente, radiografias, representações gráficas de tecidos periodontais e duros, terapias aplicadas, resultados laboratoriais, testes, observações, fotografias e outras informações transportáveis através de vários fornecedores. Esta partilha de dados pode ser de extrema importância para os pacientes, especialmente para aqueles que necessitam de uma consulta especializada.[6,7,8]

3. Método de monitorização remota

Foi também descrito um terceiro método, conhecido como "Método de Monitorização Remota", em que os doentes são monitorizados à distância, podendo ser no hospital ou no domicílio.[6]

4. Consulta quase em tempo real

também foi mencionada na literatura, que envolve produtos de baixa resolução e baixa velocidade de fotogramas, que se assemelham a uma televisão com tremuras.[6]

ARMAMENTARIUM

Para a maioria das aplicações dentárias, a tecnologia store-and-forward fornece excelentes resultados sem custos excessivos de equipamento ou conetividade. Um sistema típico de teledentistry store-and-forward é composto por um computador, uma câmara de vídeo intra-oral e uma câmara digital para as imagens. Também é composto por um modem e uma ligação à Internet. Atualmente, devido aos avanços nas telecomunicações, os smartphones com aplicações de videoconferência integradas são utilizados para teleconsultas entre o dentista e o doente.

INSTRUMENTOS DE INTERCÂMBIO DE INFORMAÇÕES

O POTS3 (plain old telephone system - sistema telefónico antigo simples) continua a ser utilizado com frequência na teledentária devido aos seus baixos custos de manutenção e de apoio técnico. O método em tempo real transfere a informação imediatamente, ao passo que o método store-and-forward permite que os dados sejam armazenados numa base de dados local para serem transmitidos quando necessário. O POTS funciona através da companhia telefónica com uma ligação de baixa velocidade e pouco fiável. O intercâmbio de dados também é possível com a ajuda de uma máquina de FAX.[9,14]

A RDIS3 (rede digital de serviços integrados) é um conjunto de normas de comunicação para a transmissão digital simultânea de voz, vídeo, dados e outros serviços de rede através dos circuitos digitalizados da rede telefónica pública comutada. Proporciona uma maior velocidade e a informação pode viajar em ambas as direcções simultaneamente, o que aumenta a acessibilidade e a fiabilidade da teledentária. Mas a construção de uma rede RDIS internacional é demasiado dispendiosa e impraticável. A World Wide Web é uma ferramenta popular de acesso fácil à informação, não tem igual. Está disponível na maioria das cidades. Ao contrário da RDIS, a teledentária baseada na Web não requer uma rede especial e, por conseguinte, é mais económica. No entanto, não existem "regras" na Internet - não há licenças nem verificações e há pouca responsabilidade. A rede baseada na Web suscita problemas de privacidade e segurança devido a piratas informáticos e crackers. Uma rede RDIS, por outro lado, está ligada de um ponto a outro, sem partilha de rede. As videoconferências interactivas em direto também podem ser realizadas via satélite.[9,14]

SUBUNIDADES TELEDENTÁRIAS

1. Teleconsulta

A forma mais comum de teledentistry é a teleconsulta, na qual os pacientes ou os prestadores de cuidados de saúde locais procuram consultar especialistas em medicina dentária utilizando as telecomunicações. Tem sido útil para a consulta de pacientes com deficiências físicas e intelectuais e de pacientes de centros de cuidados a idosos e prisões. Foi demonstrado que a teleconsulta reduziu em mais de 45% o número de encaminhamentos dos centros de saúde primários para centros superiores. Na atual pandemia de COVID-19, pode ajudar os doentes a continuar a sua terapia durante a quarentena e o confinamento.[9]

2. Telediagnóstico

O telediagnóstico utiliza a tecnologia para trocar imagens e dados para efetuar um diagnóstico de uma lesão oral. Com a utilização de um programa de telediagnóstico EstomatoNet, o encaminhamento de pacientes para especialistas diminuiu de 96,9% para 35,1%. Embora a utilização de smartphones para a deteção de cáries dentárias seja bem defendida, também tem servido como um complemento fiável para o rastreio de lesões orais potencialmente malignas. Um complemento ao telediagnóstico é a telecitologia, um sistema de deteção precoce de lesões orais potencialmente malignas ou malignas.[9]

Haron et al. desenvolveram o Mobile Mouth Screening Anywhere (MeMoSA®) para facilitar a deteção precoce do cancro oral e concluíram que era benéfico para os pacientes com acesso limitado a especialistas.

Skandarajah et al. avaliaram um microscópio móvel baseado num tablet (dispositivo CellScope) como adjuvante no rastreio do cancro oral.[10]
Durante a atual pandemia de COVID-19, investigadores do Brasil ilustraram recentemente a utilização do WhatsApp e da telemedicina para fazer um diagnóstico diferencial de lesões orais. Como a maioria das lesões orais são frequentemente evidentes, o telediagnóstico pode ser feito através de fotografia dentária, reduzindo assim a necessidade de um exame clínico minucioso.

3. Teletransporte

A teletransporte envolve a disposição segura, adequada e atempada dos sintomas dos doentes através de um smartphone por especialistas. Tem sido utilizada para a avaliação remota de crianças em idade escolar e para dar prioridade às que necessitam de cuidados dentários sem deslocações desnecessárias, independentemente das dificuldades socioeconómicas e geográficas em muitos locais.[9]

Brucoli et al. sugeriram a utilização da telerradiologia como uma ferramenta útil na triagem de doentes com traumatismo maxilofacial de centros periféricos para o seu principal centro de traumatologia.[11]

4. Telemonitorização

O acompanhamento dos pacientes dentários exige visitas frequentes ao dentista para monitorizar a evolução do tratamento. A utilização da telemonitorização pode substituir as visitas físicas frequentes por visitas virtuais para uma monitorização regular dos resultados do tratamento e da progressão da doença. Num estudo-piloto recente durante esta pandemia, a telemonitorização pareceu ser uma ferramenta promissora na monitorização remota de pacientes dentários cirúrgicos e não cirúrgicos, reduzindo especialmente os custos e os tempos de espera.[9]

UTILIZAÇÕES DA TELEDENTISTRY

Os pacientes estão a tornar-se cada vez mais informados e exigem acesso a uma gama completa de opções de tratamento de alta qualidade. A qualidade dos cuidados que um dentista presta a um doente é frequentemente limitada pela sua capacidade de fazer o diagnóstico correto e de formular um plano de tratamento adequado. Quando um dentista não tem a certeza do diagnóstico, é normalmente melhor para o paciente que procure outra opinião. A teledentisteria permite uma forma totalmente nova de fornecer este aconselhamento especializado. Através da utilização de tecnologias de telecomunicações e informáticas, é agora possível proporcionar um acesso interativo à opinião de um especialista que não está limitado pelas restrições de espaço e tempo.

A teleodontologia pode ser utilizada para aumentar a sensibilização da população em geral para a higiene oral, os dentes e as doenças orais. Assim, pode ser utilizada para os educar e motivar. Nas zonas rurais, existe uma escassez de especialistas e a falta de cuidados de saúde abrangentes e sofisticados. Através da teledentistry podemos aumentar a acessibilidade dos especialistas às comunidades rurais e carenciadas para as suas necessidades dentárias, além de diminuir o tempo das consultas de especialidade.

Uma avaliação económica de um projeto de teledentistry realizado no Reino Unido revelou que a teledentistry poderia oferecer serviços atempados a pacientes em áreas remotas e poupar custos a longo prazo. Neste caso, a teleconsulta pode tornar-se uma parte constante do serviço dentário.
A literatura refere a utilização bem sucedida da teledentistry em várias aplicações dentárias. Na prática dentária, a teledentária é amplamente utilizada em disciplinas como a medicina dentária preventiva, a ortodontia, a endodontia, a cirurgia oral, as condições periodontais, a deteção de cáries dentárias precoces, a educação dos pacientes, a medicina oral e o diagnóstico. Alguns dos principais modos e métodos utilizados na teledentistry são os registos de saúde electrónicos, os sistemas de referência electrónicos, a digitalização de imagens, as teleconsultas e o telediagnóstico. Todas as aplicações utilizadas na teledentistry têm como objetivo aumentar a eficiência, proporcionar acesso à população carenciada, melhorar a qualidade dos cuidados e reduzir o peso das doenças orais.

TELEDENTISTRY NO ENSINO DENTÁRIO

A educação formal em linha pode ser dividida em duas categorias principais:[12]

- Auto-instrução baseada na Web
- Videoconferência interactiva.

O sistema educativo de auto-instrução baseado na Web contém informação que foi desenvolvida e armazenada antes de o utilizador aceder ao programa. A vantagem da auto-instrução baseada na Web é que o utilizador pode controlar o ritmo da aprendizagem e pode rever o material tantas vezes quantas desejar. As desvantagens da auto-instrução baseada na Web também foram

observados nos domínios da satisfação (falta de comunicação presencial com os colegas e os instrutores) e da exatidão (falta de exame presencial dos doentes)

Johnson e ***Schleyer*** estudaram cursos de educação contínua dentária, ou EC, baseados na Web e avaliaram-nos com base num conjunto de diretrizes bem concebidas, utilizando o Design of Educational Software (desenvolvido pelo American National Standards Institute Standards Committee for Dental Informatics).[15]

Em 2001, ***Spallek e colegas*** realizaram um inquérito aos participantes em vários cursos de EC dentária baseados na Web (taxa de resposta de 38,8%). Os investigadores concluíram que a falta de comunicação presencial com colegas e instrutores era uma das principais razões de insatisfação. Um estudo sobre consultas de medicina oral baseadas em correio eletrónico concluiu que os exames presenciais dos doentes são mais precisos para estabelecer um diagnóstico correto das patologias da mucosa oral do que a transmissão de dados descritivos dos doentes.[15]

A videoconferência interactiva (realizada através de POTS, satélite, ISDN, Internet ou Intranet) inclui tanto uma videoconferência interactiva em direto (com pelo menos uma câmara instalada onde a informação do doente é transmitida; no entanto, as câmaras em ambos os locais são ideais) como informação de apoio (como o historial médico do doente, radiografias) que pode ser enviada antes ou ao mesmo tempo (por exemplo, por fax) que a videoconferência (com ou sem a presença do doente). O utilizador (normalmente o prestador de cuidados de saúde do doente) pode receber feedback imediato.[14,15]

Salas de chat dentárias

Além disso, a teledentistry é usada amplamente e menos formalmente ao nível das bases. As salas de conversação dentária estão disponíveis através de numerosas organizações dentárias e clubes de estudo, bem como através de profissionais individuais que trocam informações sobre uma variedade de tópicos.[15]

Embora a teledentistry pareça promissora no domínio da educação dentária, os utilizadores têm de compreender as suas limitações e determinados factores críticos. As questões relacionadas com a técnica educativa estão relacionadas com a conceção do protocolo, a sustentabilidade, as normas, a elaboração de gráficos uniformes, a utilização de códigos de diagnóstico e a seleção de instrutores.

Pontos fortes

A teleodontologia pode ser uma ferramenta muito boa para o ensino de estudantes de pós-graduação e mesmo para a formação contínua de dentistas. A teleodontologia aumenta significativamente os conhecimentos sobre cuidados de saúde e as competências informáticas.

Uma vantagem do CDE online é o facto de evitar deslocações para e das palestras de formação contínua. Muitas vezes, os dentistas não têm o tempo extra necessário para aceder aos cursos de CDE devido às responsabilidades familiares e profissionais. De facto, quando se consideram todos os custos que um profissional tem de considerar para um curso de EC (deslocação, alojamento, alimentação e tempo fora do trabalho), o CDE online tem muitas vantagens em comparação com o CDE tradicional.[15,16]

Feedback positivo

De acordo com um estudo efectuado em 1999 pelo exército dos EUA, a teledentistry pode ser uma ferramenta muito boa para o ensino de estudantes de pós-graduação e mesmo para a formação contínua de dentistas.

Embora não tenha sido realizada uma avaliação completa da videoconferência interactiva, os estudos revelaram reacções positivas tanto do educador como do estudante. Na videoconferência interactiva, a informação do doente é avaliada primeiro (com ou sem a presença do doente), o que permite a interação e o feedback entre o educador e os alunos. Os casos de doentes podem ser revistos minuciosamente e ao ritmo dos alunos.[15]

No Japão, o pessoal do Centro de Saúde Rural de Hokkaido participou em videoconferências durante mais de um ano (1998 a 1999). Os resultados do estudo mostraram que a teledentística aumentou significativamente os conhecimentos sobre cuidados de saúde e as competências informáticas.[12,15]

Há vários anos que o Exército dos Estados Unidos utiliza a teledentistry nos seus programas de residência dentária de pós-graduação. De acordo com a sua experiência, a ortodontia e a periodontia são especialmente adequadas à teledentistry porque grande parte dos cuidados práticos podem ser prestados por assistentes dentários e higienistas. A radiologia dentária e a imagiologia são outra área de especialidade que se adequa bem à teledentistry na educação. Em todas estas especialidades, os casos podem ser discutidos depois de todos os dados clínicos terem sido recolhidos e transmitidos, sem que o paciente esteja presente na reunião agendada.[15]

A videoconferência interactiva é mais eficaz do que a auto-instrução baseada na Web devido à capacidade de gerar feedback imediato, o que aumenta o entusiasmo dos alunos pela aprendizagem.

Limitações

Antes do início de qualquer videoconferência teledentária, é necessário testar todas as ligações. É também necessário um sistema de comunicação de reserva e um grupo de apoio técnico (por exemplo, composto por técnicos de rede, técnicos de hardware e software informático e peritos em segurança).

O reembolso dos cursos de EC é outra questão que precisa de ser abordada. Atualmente, nenhuma companhia de seguros tem um esquema de reembolso específico para a teledentistry. Sem o reembolso das companhias de seguros, o apoio financeiro para estes projectos está limitado a subsídios e outros recursos limitados. A manutenção destes projectos de elevada manutenção após o fim do período de concessão pode ser um problema grave.

A maioria dos programas educativos baseados na teledentistry estão em inglês. Uma vez que a Internet é uma ferramenta mundial, os objectivos futuros devem incluir a consideração de mais programas multilingues. Para além da necessidade de rapidez e rentabilidade, são necessários esforços suficientes para manter e sustentar um curso. A equipa educativa deve atualizar continuamente o material do curso e agendar consultas entre o consultor e o doente. Necessidade de instrutores experientes. Além disso, os instrutores dos cursos de educação em teledentistry são mais exigentes, pois precisam de ter experiência de ensino e conhecimentos de informática. Os cursos de formação devem ser orientados por formadores com experiência na condução de comunicações em linha, capazes de promover a discussão e familiarizados com a utilização da tecnologia informática. Devido à natureza diversificada dos cursos de EC, as idades e os conhecimentos informáticos dos participantes podem ser variados. Os instrutores devem reconhecer este problema e ter a capacidade de ajudar a maioria dos participantes. [14,16]

TELEDENTISTRY EM MEDICINA ORAL E DIAGNÓSTICO

A maioria dos doentes com lesões ulcerativas orais ou úlceras dos tecidos moles pode tirar fotografias com smartphones e enviá-las para o dentista. O dentista pode analisá-las, fazer um diagnóstico adequado e propor um plano de tratamento para que o pessoal no local efectue ou dê os medicamentos adequados através de teleprescrição, depois de se informar sobre o historial médico e alérgico do paciente. O acompanhamento destes doentes após a instituição do tratamento pode ser efectuado através de telemonitorização, em que o especialista pode avaliar o doente e decidir sobre a conduta a seguir.

Nos países em desenvolvimento, as lesões orais observadas em áreas rurais remotas podem ser adequadamente tratadas pelos poucos consultores localizados em comunidades urbanas. As imagens destas lesões orais podem ser tiradas com uma câmara e enviadas a estes consultores por correio eletrónico e WhatsApp.

Os relatórios de ortopantomografia digital (OPG) e de tomografia computorizada de feixe cónico (CBCT) podem ser enviados a radiologistas orais e maxilofaciais em casos de quistos ou tumores para um diagnóstico rápido, após o qual pode ser planeado um tratamento adequado.

Foi realizado um primeiro estudo-piloto no Departamento de Medicina Oral da Universidade da Califórnia em Los Angeles sobre o diagnóstico e a gestão das doenças da mucosa oral. O objetivo final de uma consulta de telemedicina oral seria permitir que o prestador da consulta (dentista generalista, especialista em medicina dentária ou médico) tomasse uma decisão sólida sobre o tratamento do doente que, em alguns casos, pode implicar o encaminhamento para um especialista adequado. Os resultados do estudo-piloto sugerem que o exame presencial do doente é mais preciso para estabelecer um diagnóstico correto das patologias da mucosa oral do que a transmissão de dados descritivos do doente apenas.
Até ao momento em que seja possível uma transferência adequada de dados (incluindo informação textual e visual) por parte do médico consultor, a melhor forma de utilizar o correio eletrónico é trocar ideias, divulgar a informação científica mais recente e discutir os potenciais diagnósticos.[17]

Na Irlanda do Norte, os pacientes encaminhados por dentistas e médicos para o Consultor

Regional de Medicina Oral eram colocados numa longa lista de espera com base na urgência do caso, mas com a introdução da teledentística em 2005, foi possível fazer uma triagem dos casos de medicina oral e apoiar o tratamento a nível local.[18]
Foi realizado um estudo por ***Bradley M et al.*** em Belfast, Irlanda do Norte, em que os autores utilizaram um protótipo de sistema de teledentistry como parte de um esquema de melhoria de serviços e concluíram que a teledentistry pode representar uma abordagem alternativa para gerir as referenciações em medicina oral.[19]

A viabilidade do diagnóstico à distância de doenças da mucosa oral através de correio eletrónico e de um sistema de armazenamento e encaminhamento de imagens foi investigada por ***Torres-Pereira C et al.*** utilizando a transmissão de imagens digitais para consultores distantes. O estudo envolveu 25 casos de lesões orais durante um período de um ano numa clínica de cuidados primários de saúde pública no Paraná, no Brasil. Os resultados revelaram que o diagnóstico à distância de doenças orais pode ser uma ferramenta eficaz na deteção de lesões orais e que o envolvimento de mais do que um consultor melhorou a precisão do diagnóstico. Os autores concluíram que as clínicas de cuidados primários podem beneficiar da utilização de câmaras digitais e que a teledentisteria pode melhorar os cuidados de saúde oral em áreas remotas onde os especialistas não estão disponíveis. A teledentisteria tem o potencial de fornecer às populações de pacientes carenciados os tão necessários serviços de saúde oral.[20]

A Lei de Proteção dos Pacientes e Cuidados Acessíveis dos EUA (PPACA) de 2010 apelou à formação de prestadores de cuidados de saúde dentária de nível médio para trabalharem com a sociedade carenciada. Em 2004, foi aprovada legislação no Arizona que permite que higienistas dentários qualificados estabeleçam uma relação de prática afiliada com dentistas para prestar serviços de cuidados dentários a populações carenciadas. Em resposta a este estudo, Summerfelt F F, descreveu um modelo inovador de mão de obra no domínio da saúde oral sobre teledentistry para higienistas dentários. Assim, o Departamento de Higiene Dentária da Universidade do Norte do Arizona desenvolveu um modelo de prática afiliada de teledentistry, para permitir que os higienistas dentários prestem cuidados de saúde oral a populações carenciadas através da comunicação com uma equipa de saúde oral distante. O autor resumiu que a prática afiliada de higiene dentária assistida por teledentistry era um modelo de prática de nível médio que poderia responder ao apelo da PPACA para fornecer cuidados de saúde oral preventivos abrangentes e serviços de diagnóstico para a crescente população de pacientes carenciados, tanto em áreas urbanas como remotas. O profissional de nível médio pode participar como membro digitalmente ligado a uma equipa completa de cuidados de saúde oral com a ajuda da metodologia de teledentistry que pode ser adaptada a qualquer modo utilizado para o clínico de saúde oral de nível médio emergente. Os esforços iniciais de formação provaram que o ensino das tecnologias de recolha de dados a estudantes de higiene dentária era fácil e bem sucedido: os estudantes, com apenas 6 horas de formação, mostraram a sua capacidade de criar, gerir instalações de serviço a pacientes distantes e transferir dados de diagnóstico digital a partir de locais distantes que eram estatisticamente tão eficazes em termos de diagnóstico como os dados de diagnóstico obtidos a partir de um laboratório clínico de higiene dentária no local. Se esta iniciativa for adoptada em países em desenvolvimento, pode ajudar a fornecer profilaxia de higiene oral a habitantes de comunidades rurais e remotas onde os dentistas não gostariam de trabalhar.[17,21,22]

A utilização da teledentística para diagnosticar casos de traumatismos dentários presenciais e à distância foi avaliada por ***Almeida GR e colegas.*** A avaliação mostrou que a precisão dos dois diagnósticos foi comparável e os níveis de concordância interexaminadores foram maiores quando os dados clínicos foram incluídos com as imagens.[23]

A aplicação de telemedicina baseada na nuvem para o rastreio de doenças orais foi recentemente avaliada por ***Estai M et al.*** e forneceu provas de que é possível desenvolver um sistema robusto para o rastreio de problemas dentários através de armazenamento e encaminhamento, o que leva à necessidade de testar mais a sua robustez para confirmar a exatidão e a fiabilidade do sistema de teledentária.[24]

Pentapati KC et al demonstraram num estudo que a câmara intra-oral é uma ferramenta fiável no rastreio de doenças orais. Nos países em desenvolvimento, onde a utilização de telemóveis inteligentes aumentou, as suas câmaras podem ser utilizadas para captar imagens de lesões orais em locais remotos e fazer o diagnóstico das lesões em locais distantes.[25]

TELEDENTISTRY EM DENTISTERIA CONSERVADORA E ENDODONTIA

A queixa dentária mais comum dos pacientes é a dor e o inchaço dentários. Nesses casos, podem ter uma conversa telefónica com os dentistas informando-os dos sintomas que sentem.

Para lidar com estas situações de emergência, a primeira linha de tratamento envolve a prescrição de antibióticos e analgésicos adequados. Se os sintomas não desaparecerem, o dentista pode aconselhar o paciente a visitar a clínica para um procedimento de urgência. Em caso de deslocação do cimento provisório, será pedido ao paciente que mantenha a cavidade limpa com uma escovagem normal dos dentes após cada refeição. Se o dente for tratado endodonticamente, pode ser pedido ao doente que lave o dente com água diluída com peróxido de hidrogénio, utilizando uma seringa sem agulha. Antes das refeições, deve ser mantida uma bola de algodão esterilizada na cavidade. Os doentes devem evitar alimentos quentes e frios e devem mastigar do lado oposto. O dentista tenta resolver o maior número possível de problemas com a ajuda da teledentística. No entanto, no caso de certas emergências específicas, deve considerar uma consulta com um dentista especialista.[26]

A endodontia é uma parte especializada da prática dentária prestada por endodontistas que raramente se encontram em zonas remotas dos países em desenvolvimento. A teledentisteria pode ser utilizada para prestar serviços endodônticos nestas comunidades carenciadas. Por exemplo, pode ser utilizada para reconhecer orifícios de canais radiculares à distância, sugerindo assim que o reconhecimento remoto de canais radiculares por dentistas experientes pode ajudar os colegas mais jovens na deteção de orifícios de canais radiculares. A teleodontologia baseada na Internet como meio de telecomunicação pode ser utilizada com sucesso no diagnóstico de lesões periapicais dos dentes anteriores, reduzindo os custos associados a visitas à distância e disponibilizando ajuda urgente.[27]
A aplicação da teledentística na medicina dentária conservadora e na endodontia está comprovada em muitos estudos diferentes.

O envolvimento da teledentistry na endodontia remonta a 2000, quando um estudo foi conduzido por ***Baker et al***., O estudo que comparou a visualização convencional versus um sistema de videoconferência de lesões periapicais artificiais e in vivo. Não se verificou qualquer diferença estatisticamente significativa entre a capacidade dos avaliadores para identificar lesões ósseas periapicais utilizando radiografias convencionais numa caixa de visualização e a sua capacidade para interpretar as mesmas imagens transmitidas num monitor por um sistema de videoconferência.[28]

A teledentistry foi avaliada por ***Zivkovic D et al*** pelo seu papel no diagnóstico de lesões periapicais, em que as imagens digitais extra e intra-orais e as radiografias das lesões foram transferidas através da Internet. Concluíram que a teledentisteria baseada na Internet como meio de telecomunicação pode ser utilizada com sucesso no diagnóstico de lesões periapicais dos dentes anteriores, reduzindo os custos associados a visitas à distância e disponibilizando ajuda urgente.[29]

O reconhecimento dos orifícios dos canais radiculares com recurso à teledentística foi avaliado por ***Brullmann D et al*** 50 , utilizando imagens de dentes com acesso endodôntico obtidas com uma câmara intra-oral. As imagens foram guardadas num computador portátil e apresentadas a 20 observadores que marcaram os orifícios visíveis dos canais utilizando um software que armazenava as localizações dos canais em ficheiros padrão. As posições decididas foram verificadas em cortes histológicos. Oitenta e sete por cento dos observadores conseguiram identificar os orifícios corretos dos canais radiculares através das imagens. Os resultados deste estudo sugerem que o reconhecimento remoto dos orifícios dos canais radiculares pode ser conseguido através de imagens transferidas entre diferentes locais com o auxílio da teledentística.[30]

TELEDENTISTRY EM CIRURGIA ORAL E MAXILOFACIAL

No caso da cirurgia oral e maxilofacial, as queixas mais comuns que surgem são de dores nos terceiros molares. Estes pacientes podem enviar imagens clínicas e radiográficas aos médicos dentistas que podem ser encaminhados para um especialista para uma consulta. Devido à pandemia da COVID-19, a incidência de traumatismos dentários e de tratamentos não urgentes diminuiu.

É possível efetuar uma avaliação adequada das emergências orofaciais, como a angina de Ludwig e a fasceíte necrosante, e discutir com o cirurgião geral no local a intervenção médica e cirúrgica adequada, uma vez que esta afecta a região maxilofacial, através dos meios proporcionados pela teledentística.

É necessário alterar o sistema de referenciação dos cuidados de cirurgia oral e maxilofacial e a teledentária poderia ser uma forma de melhorar o acesso a estes cuidados. Por exemplo, os telemóveis inteligentes poderiam proporcionar um acesso rápido e claro a imagens enviadas por correio eletrónico, uma vez que o cirurgião oral e maxilofacial pode aceder a essas imagens em locais onde não existe um computador portátil ou de secretária. Isto, por sua vez, melhorará a eficiência da consulta de especialidade, melhorando assim, em última análise, os cuidados prestados ao doente maxilofacial.

Duka et al. realizaram um estudo para investigar a utilidade prática das abordagens de telemedicina na gestão diária de pacientes de cirurgia oral em termos de fiabilidade do diagnóstico estabelecido e das indicações para o tratamento cirúrgico oral dos terceiros molares. Resumiram que a avaliação do diagnóstico clínico de terceiros molares impactados ou semi-impactados assistida pela abordagem de telemedicina era igual à avaliação em tempo real do diagnóstico clínico.[31]

Brickley M afirmou que existe uma necessidade e uma procura de mudança no sistema de referenciação para os cuidados especializados de cirurgia oral. A telemedicina poderia ser uma forma de melhorar o acesso aos cuidados especializados de cirurgia oral.[32]

Aziz e Ziccardi, em 2009, descreveram a telemedicina utilizando smartphones para a comunicação, consulta e planeamento do tratamento da cirurgia oral e maxilofacial. Os autores resumiram que a utilização da telemedicina com smartphones era uma forma eficiente e eficaz de consulta especializada à distância e recomendaram que fosse considerada pelo cirurgião oral e maxilofacial. De acordo com o cirurgião maxilofacial, o smartphone oferecia um acesso claro e rápido a imagens digitais enviadas eletronicamente e permitia ao cirurgião oral/maxilofacial uma mobilidade livre, não obstruída pelos constrangimentos de um computador pessoal de secretária. Isto, por sua vez, permite uma maior eficiência da consulta de especialidade e uma melhor triagem, proporcionando, em última análise, melhores cuidados ao doente maxilofacial.[33]

A eficácia da tele-odontologia na avaliação pré-operatória de pacientes para cirurgia dentoalveolar com anestesia geral e entubação nasotraqueal foi avaliada num estudo realizado por ***Rollert et al.*** A consulta de tele-odontologia foi realizada para avaliar o estado de saúde do paciente para ser submetido a cirurgia com anestesia geral sem mais testes, avaliação ou consulta pré-operatória. Os resultados mostraram que 95% dos pacientes foram submetidos a cirurgia com anestesia geral numa consulta agendada com base nos resultados da teleconsulta. O estudo confirmou que a teleconsulta pode ser tão fiável como os métodos tradicionais no fornecimento de avaliação pré-operatória. Um benefício adicional da teledentística neste estudo foi a disponibilização de um método económico em situações em que o transporte do doente pode ser difícil ou dispendioso.[34]

A necessidade de teledentistry como parte dos sistemas de referenciação para cirurgia oral foi investigada através de um questionário postal enviado a médicos dentistas generalistas em Manchester, Reino Unido. Quarenta e oito por cento dos participantes não estavam satisfeitos com o atual sistema de referenciação devido ao atraso no tratamento e à distância de viagem que alguns pacientes tinham de suportar para chegar ao especialista. Com base nos resultados do questionário, ***Coulthard et al.*** concluíram que é necessário alterar o sistema de referenciação para os cuidados especializados em cirurgia oral.[35]

Herce et al., num estudo piloto sobre a gestão de terceiros molares impactados utilizando a telemedicina, descreveram os resultados preliminares de um sistema de telemedicina store-and-forward destinado à gestão pré-cirúrgica da patologia de terceiros molares impactados. Tratou-se de um estudo piloto longitudinal, multicêntrico, descritivo e avaliativo, realizado na Unidade de Cirurgia Oral e Maxilofacial do Hospital Universitário Virgen Macarena (Sevilha,

Espanha) e em quatro áreas de cuidados primários localizadas entre 15 e 95 km do hospital. Os resultados mostraram que, durante um período de 12 meses, 97 pacientes foram incluídos no estudo, de diferentes 102 teleconsultas recebidas e avaliadas no mesmo período. Os pacientes atendidos por telemedicina foram incluídos na lista de espera cirúrgica num intervalo médio de 3,33 dias desde a última consulta com o dentista da atenção básica, com apenas 1 consulta no hospital, no dia da cirurgia. O intervalo médio de espera dos pacientes atendidos pelo sistema de encaminhamento convencional foi de 28 dias, com pelo menos 2 visitas ao hospital antes da interferência final. No dia da cirurgia, a taxa de cancelamento da série foi de 7,8%, pois oito pacientes não foram operados no dia agendado. A taxa de cancelamento na amostra de pacientes tratados pelo sistema convencional foi de 8,85%. Os autores resumiram que a prática da telemedicina foi precisa, eficaz, evitou idas desnecessárias ao hospital e diminuiu os intervalos de espera.[36]

TELEDENTÍSTICA EM ORTODONTIA

A maioria das famílias com baixos rendimentos nas zonas rurais vive de salário em salário, e os pais têm de poupar e fazer um orçamento cuidadoso para pagar cada visita ao ortodontista. Para piorar a situação, muitas famílias têm de fazer longas viagens para fora da cidade para encontrar um ortodontista e, normalmente, perdem um dia de trabalho ou de escola para ir à consulta. Dadas as barreiras do custo e do acesso aos cuidados de saúde, demasiadas crianças das zonas rurais e de baixos rendimentos ficam sem eles e entram na idade adulta com "maus dentes" que podem prejudicar a sua qualidade de vida.

O uso da teledentística na Ortodontia tem sido relatado na literatura. A sua utilização na triagem de referências ortodônticas, consultas e gestão de pequenas emergências tem sido relatada. Antes de um tratamento ortodôntico completo, a avaliação inicial e o tratamento pré-ortodôntico, tais como extracções e moldagens para modelos de estudo, podem ser efectuados através dos serviços de teledentária. A sensibilidade, o valor preditivo positivo, a especificidade e o valor preditivo negativo da teledentistry para triagem de encaminhamentos de novos pacientes ortodônticos foram de 0,80, 0,92, 0,73 e 0,50, respetivamente, indicando que é um sistema válido para identificar positivamente os encaminhamentos de novos pacientes ortodônticos e pode ser um fator significativo na redução da taxa de encaminhamento inadequado.[37]

A teledentistry foi considerada uma ferramenta eficaz para controlar o encaminhamento inadequado de casos ortodônticos para os consultores. Quando o encaminhamento para um ortodontista não é viável, os tratamentos ortodônticos interceptivos fornecidos por dentistas gerais e supervisionados remotamente por ortodontistas através da teledentistry são um método viável para reduzir a gravidade da má oclusão em crianças desfavorecidas. Para além do dentista, os pacientes também apreciaram o papel da teledentistry, uma vez que pode melhorar o processo de consulta. As emergências ortodônticas incluem a quebra de brackets e o desprendimento de fios. A tele-odontologia tem sido utilizada para resolver pequenas emergências ortodônticas decorrentes da deslocação de ligaduras de borracha, desconforto e irritações das bochechas facilmente em casa, limitando assim as visitas à clínica dentária. Estas queixas podem ser facilmente tratadas pelo dentista através do telefone, e o doente pode receber instruções sobre como resolver temporariamente o problema.[37]

Os estudos referem que os ortodontistas apoiam a utilização da telemedicina para aconselhar os dentistas e os pacientes. Do mesmo modo, os médicos dentistas generalistas referiram que a teledentistry lhes permitia oferecer um melhor serviço aos seus pacientes e utilizar os serviços especializados de forma mais adequada. Por exemplo, permitiu-lhes ter um acesso rápido a aconselhamento que lhes permitiu tratar eles próprios de uma gama mais vasta de casos.

A utilização da teledentistry torna acessível aos médicos dentistas em locais remotos a consulta de um ortodontista. Estas consultas desempenharão um papel importante no diagnóstico, no planeamento do tratamento e na aplicação de práticas ortodônticas preventivas e interceptivas.

O envolvimento da teleodontologia no tratamento ortodôntico foi investigado em termos das atitudes dos profissionais da área odontológica em relação à teleodontologia, resultados do tratamento, encaminhamentos e atendimento a populações desfavorecidas. As atitudes de ortodontistas e dentistas generalistas foram avaliadas em relação à teledentistry em publicações de Stephens e Cook em 2002, Mandall et al.17 em 2005, e Bradley et al.18 em 2007. Os resultados mostraram que os ortodontistas e os dentistas generalistas apoiaram o uso da teledentistry para tornar a consulta de ortodontia mais acessível para dentistas e pacientes.

Berndt et al, avaliaram a viabilidade de um dentista generalista prestar serviços de ortodontia interceptiva a crianças desfavorecidas, com supervisão em tempo real de um ortodontista, utilizando a teledentistry. 30 Modelos de estudo ortodônticos pré-tratamento e pós-tratamento de crianças tratadas por um dentista geral usando teledentistry e 96 crianças tratadas por residentes de ortodontia diretamente supervisionados por professores de ortodontia foram pontuados com o índice de classificação de avaliação de pares. Os resultados não recomendam diferenças significativas entre os grupos antes do tratamento ou após o tratamento ortodôntico intercetivo. O estudo concluiu que os tratamentos ortodônticos interceptivos realizados por médicos dentistas generalistas suficientemente preparados e supervisionados remotamente por especialistas em ortodontia através da teledentistry foram uma abordagem viável na redução da gravidade das más oclusões em crianças desfavorecidas quando o encaminhamento para um ortodontista não era viável em termos de restrições de tempo e custo.[38]

Cook et al. testaram um serviço de teledentistry online e mostraram que este ajudou a reduzir o elevado nível de encaminhamentos ortodônticos inadequados para consultores e proporcionou aos médicos dentistas gerais um acesso rápido a aconselhamento que lhes permitiria lidar eles próprios com uma gama mais alargada de casos. Neste estudo, utilizando os serviços de teledentistry, foram prestados cuidados ortodônticos interceptivos numa clínica rural e numa clínica do centro da cidade no estado de Washington. O tratamento expande a mandíbula e remodela a boca para reduzir ou eliminar a má oclusão. Utilizando o índice Peer Assessment Rating (PAR) para classificar os resultados do procedimento, os autores constataram que o dentista geral se saiu quase tão bem com a ajuda da teleodontologia como os residentes sob supervisão direta.[39]

Cook et al criaram um protótipo de serviço de teledentistry que incorporava um sistema especializado baseado em PC, concebido para ajudar em casos ortodônticos. Este sistema orientava o médico dentista geral (DG) na avaliação da má oclusão de um paciente e ajudava a garantir que todas as observações clínicas relevantes eram feitas e os detalhes registados. O ficheiro de dados resultante, contendo imagens radiográficas e dados clínicos, era então transferido através da Internet para um especialista em medicina dentária. As recomendações do especialista eram devolvidas pela mesma via ou, se necessário, era efectuada uma videoconferência em tempo real.[40]

Mandall et al, avaliaram a opinião dos Clínicos Gerais de Medicina Dentária (GPDs) sobre um sistema de teledentária para selecionar os novos pacientes para referenciação ortodôntica. Foram contactados 200 GDPs de Stockport, Oldham, Bury, Rochdale e Bolton, na Grande Manchester, e de High Peak, em Derbyshire. Um total de 71% dos GDPs pensaram que a teledentistry para referências ortodônticas seria uma boa ideia. Mais de metade dos GDPs concordaram ou concordaram fortemente que haveria implicações no seu tempo de cirurgia, despesas e segurança do equipamento. Os autores resumiram que os GDPs geralmente apoiam um sistema de teledentistry para encaminhamento de novos pacientes ortodônticos. Eles sugeriram que a teledentistry é uma boa maneira de identificar positivamente os pacientes que devem ser encaminhados para um ortodontista consultor.[41]

Mandall NA realizou um ensaio para avaliar a validade de um sistema de teledentistry para triagem de encaminhamentos ortodônticos. Os pacientes foram encaminhados através de um link de teledentistry "store and forward" e foram posteriormente avaliados clinicamente, para avaliar se a mesma decisão de aceitar o encaminhamento foi tomada. Verificou-se que a concordância dos clínicos para a triagem e aceitação de encaminhamentos ortodônticos com base em fotografias clínicas era comparável à relatada para a tomada de decisões clínicas.[42]

Stephans et al, estudaram o efeito do aconselhamento de teledentistry no resultado do tratamento ortodôntico fornecido por dentistas gerais através do "Teledent Southwest" e concluíram que o projeto permitiu que os dentistas oferecessem um melhor serviço aos seus pacientes e utilizassem os serviços especializados de forma mais adequada. Avaliaram a fiabilidade dos ortodontistas para receberem novos pacientes com base nas suas fotografias clínicas, armazenando e encaminhando a teledentisteria, o que produziu os mesmos resultados que as referências feitas pelos dentistas generalistas com base no seu exame clínico. A consulta de teledentistry melhorou o resultado do tratamento ortodôntico conduzido por dentistas gerais, embora os dentistas gerais neste estudo tenham mostrado preocupações em relação ao tempo excessivo gasto na captura de imagens e transmissão de informações.[43]

Um estudo realizado por ***Stephens CD e Cook J*** mostrou que a maioria dos consultores de ortodontia do Reino Unido era a favor do desenvolvimento de técnicas de teledentistry para fornecer aconselhamento ortodôntico aos clínicos gerais. Estes métodos deveriam ser utilizados por ortodontistas noutros países para obterem segundas opiniões dos seus colegas especialistas e para fornecerem aconselhamento imediato aos médicos de clínica geral que os encaminham. As técnicas de telemedicina também podem ter um papel na facilitação da formação profissional contínua e da auditoria clínica em ortodontia.[44]

Um inquérito realizado por ***Bradley SM et al.*** mostrou que quase metade dos médicos dentistas generalistas de West Yorkshire, que responderam, tinham uma atitude positiva em relação aos benefícios da utilização da teledentária para obter aconselhamento de consultores de ortodontia.[45]

Favero L et al. afirmaram que as telecomunicações aplicadas à medicina dentária são particularmente úteis no domínio da ortodontia, uma vez que as pequenas emergências (deslocação da ligadura de borracha, desconforto devido ao aparelho, irritação das bochechas) podem ser resolvidas facilmente em casa, tranquilizando o doente e os pais, por um lado, e limitando as visitas ao consultório dentário aos casos de necessidade real.[46]

TELEDENTISTRY EM PERIODONTIA

A teleodontologia no domínio da periodontia utiliza o método store-and-forward. A teleconsulta foi utilizada para diagnosticar e encaminhar doentes que necessitavam de serviços de periodontologia a partir de um local remoto. O dentista pode recolher todas as fotografias dos pacientes (intra-orais e extra-orais) juntamente com as radiografias necessárias e enviá-las ao periodontista para consulta. O periodontista pode então ver essas fotografias e radiografias para determinar um plano de tratamento adequado. Em seguida, o dentista e o periodontista podem decidir se tratam o doente numa base de emergência ou se o tratamento pode ser adiado.

Rocca et al, descreveram a evolução de um sistema de teledentária no Departamento de Defesa dos EUA. O acesso dentário total (TDA) foi um projeto de teledentistry dentro do Departamento de Defesa que permitiu aos dentistas das Forças Armadas dos EUA consultarem especialistas sobre o estado de um paciente. O TDA concentrou-se em três áreas da medicina dentária: educação contínua, cuidados ao paciente e comunicações entre dentistas e laboratórios. Uma das intenções deste projeto era aumentar o acesso dos pacientes a cuidados dentários de qualidade. A outra intenção era estabelecer um sistema de telemedicina económico.[9]

Foi pelo Exército dos EUA que o sistema de consulta de teledentistry foi desenvolvido pela primeira vez para as clínicas dentárias do Departamento de Defesa dos EUA e testado em Fort Gordon, Geórgia, em julho de 1994. Neste estudo, em conjunto com uma câmara intra-oral, foi utilizado um sistema de gestão de imagens dentárias para captar imagens a cores da boca de um paciente. Utilizando um modem de banda 9600, estas imagens foram depois transmitidas da clínica dentária para Fort Gordon, Geórgia, a uma distância de 120 milhas, para um especialista. Quinze pacientes periodontais foram encaminhados para Fort Gordon para cirurgia. Uma semana após a cirurgia, cada paciente apresentou-se em Fort McPherson para remoção da sutura e obtenção de imagens intra-orais. Na altura da remoção da sutura, foram obtidas novas imagens fixas a cores dos locais cirúrgicos e estas imagens foram transmitidas para Fort Gordon para serem examinadas pelo Periodontista que realizou a cirurgia. Todos os pacientes que foram submetidos a cirurgia periodontal tiveram as suas suturas removidas no local remoto sob a tele-supervisão do periodontologista. Os resultados deste estudo mostraram que 14 dos 15 pacientes pouparam a viagem de regresso a Fort

Gordon. Apenas 1 paciente fez a viagem de regresso para um procedimento de seguimento. Os pacientes sentiram uniformemente que tinham recebido melhores cuidados do que normalmente recebiam e ficaram especialmente satisfeitos com a eliminação da longa viagem a Fort Gordon. Os dentistas também se sentiram confortáveis na sua capacidade de tomar decisões e fazer diagnósticos corretos utilizando o equipamento.[9]

Foi realizado um estudo de viabilidade para avaliar a utilização da videoconferência interactiva em tempo real como modo de formação em higiene oral para adultos com tetraplegia, tendo sido relatada a satisfação dos sujeitos.

Nos sistemas de teledentistry baseados na Web, o dentista que faz o encaminhamento entra num servidor seguro utilizando um navegador Web. Escolhe uma especialidade (ortodontia, periodontia, prótese dentária, cirurgia oral e maxilofacial, medicina oral, endodontia, patologia oral ou odontopediatria). Em seguida, encaminha os dados demográficos, as queixas, as radiografias e as imagens do paciente para o especialista da sua escolha. Os dados são então enviados para a base de dados e um correio eletrónico notifica o especialista da consulta pendente, que será encaminhada através da Internet. O especialista analisa a consulta e redige o seu diagnóstico e tratamento. A consulta terminada é agora armazenada no servidor da base de dados. O médico dentista que fez o encaminhamento recebe um e-mail indicando que a sua consulta foi respondida. Os resultados mostraram que os dados recolhidos sobre as consultas de teledentistry baseadas na Web revelaram uma média de 40 consultas por mês. As consultas de cirurgia oral registaram o número máximo de consultas, seguindo-se a prótese dentária e a periodontia.

As vantagens de um sistema de consulta de teleodontologia baseado na Web são o custo muito reduzido, a possibilidade de expansão a um vasto leque de locais e informações mais pormenorizadas para a análise dos dados.

TELEDENTISTRY IN PROSTHODONTICS

Na área da prótese dentária, as queixas mais comuns são as próteses deslocadas e as roturas nas dentaduras. Estas queixas podem ser resolvidas pelos dentistas, orientando as pessoas sobre como gerir a situação em casa, falando com os técnicos de laboratório para recolherem as próteses na residência do doente e as fixarem temporariamente.

Em casos de complicações infelizes, erros ou nuances estéticas nos registos dentários enviados para o laboratório, é imperativo que seja necessária uma comunicação entre o técnico e o dentista para evitar mais complicações. Nestes casos, a possibilidade de comunicar com o técnico diretamente a partir do bloco operatório e de lhe fornecer dados adicionais, tais como fotografias a cores ou dados de cor, pode ajudar a evitar o fabrico de próteses ou aparelhos inadequados, poupando assim tempo e dinheiro.

Foi realizado um ensaio por ***Keeppanasserril A et al*** para avaliar o desempenho de estudantes licenciados na construção de sobredentaduras numa clínica universitária e numa clínica rural. A técnica de instrução direta e um meio de instrução de teledentística foram utilizados na clínica universitária e na clínica rural, respetivamente. No final do ensaio, as sobredentaduras foram avaliadas quanto à sua funcionalidade, para além da avaliação subjectiva representada pelo preenchimento do questionário Oral Health Impact Profile para indivíduos edêntulos antes e depois do tratamento. Os resultados revelaram que as overdentures produzidas utilizando um meio de instrução de teledentistry foram semelhantes às produzidas através de instruções diretas. Os autores concluíram que a teledentistry tem o potencial de melhorar o acesso aos cuidados e melhorar o serviço odontológico disponível para as populações rurais quando o encaminhamento para especialistas é difícil.[47]

Ignatius et al, realizaram um estudo para investigar a utilização da videoconferência para o diagnóstico e o planeamento do tratamento de pacientes que necessitam de procedimentos protéticos ou de reabilitação oral. As consultas decorreram entre uma unidade de tratamento dentário especializado num hospital central e médicos dentistas generalistas em sete centros de saúde regionais. As videoconferências foram efectuadas com unidades comerciais standard através de uma rede IP, com larguras de banda de 762 kbit/s a Mbit/s. No total, participaram 24 pacientes e 25 profissionais (18 dentistas, 2 higienistas dentários e 5 enfermeiros). Não se registaram problemas técnicos. Foi possível efetuar um diagnóstico ou um plano de tratamento em 24 das 27 teleconsultas. Todos os dentistas participantes ficaram satisfeitos com o processo de consulta e indicaram que a tecnologia utilizada era de qualidade suficiente para questões clínicas. Um questionário de satisfação do paciente indicou que os pacientes também estavam satisfeitos. Os autores concluem que a consulta por vídeo em medicina dentária tem potencial para aumentar o número total de serviços especializados de medicina dentária em regiões escassamente povoadas, como as da Finlândia.[47]

TELEDENTISTRY NA DETECÇÃO DE CÁRIES DENTÁRIAS

Um projeto de teledentistry foi implementado em Rochester, Nova Iorque, em seis escolas primárias do centro da cidade e em sete centros de cuidados infantis, utilizando câmaras intra-orais, assistentes de tele-saúde que registaram imagens dos dentes das crianças e enviaram as imagens a um dentista pediátrico para análise e recomendações de tratamento e encaminhamento. Nos primeiros nove meses de 2005, 123 crianças foram examinadas, revelando que quase 40% das crianças tinham cáries dentárias activas. Pela primeira vez, muitas crianças que frequentavam as escolas e os centros de acolhimento de crianças do centro da cidade tiveram os seus dentes examinados numa idade precoce e receberam um feedback imediato sobre a necessidade de cuidados dentários.[8]

AI CARIES APP- os pais podem tirar fotografias dos dentes da criança com a câmara do smartphone que detecta a CCE, ajudando-os a procurar um tratamento preventivo precoce para a criança. Também transmite conhecimentos sobre a redução do risco de cárie da criança.

TELEDENTÍSTICA EM PATOLOGIA ORAL

A Universidade da Flórida, Faculdade de Medicina Dentária (UFCD) desenvolveu e avaliou um formato de CDE (Educação Dentária Contínua) baseado na Internet ("Caso do Mês") que se centrava especificamente na patologia oral clínica. O principal objetivo deste estudo foi avaliar as expectativas e atitudes dos participantes no CDE. Foi apresentado um caso e foi desenvolvido um diagnóstico diferencial sob a forma de uma pergunta, seguido de uma descrição detalhada e de um raciocínio que descrevia a razão pela qual a opção estava correta ou incorrecta. Após a conclusão do caso do mês, os inquiridos preencheram um inquérito em linha que averiguava as suas necessidades, expectativas, atitudes, nível de conhecimentos clínicos adquiridos e experiência com o ambiente em linha. Os resultados sugerem que as necessidades e expectativas dos participantes foram, de um modo geral, satisfeitas. A maior desvantagem relatada foi a incapacidade de comunicar com outras pessoas, incluindo o instrutor, durante a visualização do caso e mais inquiridos gostariam de ter visto mais informações sobre patologia oral geral/comum.[8]

TELEDENTISTRY IN ALLIED HEALTH SCIENCES

Os higienistas dentários e o pessoal estão a ser formados para levar as histórias de casos ao dentista local quando o paciente é tratado através do serviço de teledentistry. Num esforço para sensibilizar os estudantes de higiene dentária para as questões de saúde pública e de saúde comunitária atualmente associadas ao acesso aos cuidados de saúde, foi acrescentado um curso de teledentistry ao seu currículo na Universidade Estatal do Minnesota, Mankato. O objetivo específico era avaliar os níveis de conhecimento, as atitudes e os níveis de confiança dos estudantes após a conclusão de um curso de teledentistry.[8]

TELEDENTISTRY NOS SISTEMAS DE SAÚDE PÚBLICA

Um dos domínios mais promissores para a aplicação da teledentistry é o da saúde pública e da prestação de cuidados de saúde pública. Especialmente a Índia, sendo um país em desenvolvimento e constituído principalmente por aldeias remotas onde o modo convencional de prestação de cuidados ainda não é universal, as soluções frugais como a teledentística devem ser de grande valor. A implementação da teledentística em crianças afectadas pela SIDA em África pode ser um excelente exemplo. Podem ser nomeados cirurgiões-dentistas gerais e higienistas dentários nos sub-centros, que podem prestar cuidados dentários com uma boa relação custo-eficácia quando apoiados por especialistas através da teledentária. Do mesmo modo, podem ser nomeados dentistas licenciados com conhecimentos de teledentistry nos centros de saúde primários e nos centros de saúde comunitários para discutir o diagnóstico e o plano de tratamento dos casos difíceis com os especialistas. A solução de baixo custo para a prestação de cuidados de saúde em massa pode tornar-se uma bênção para a economia de recursos limitados das aldeias da Índia. A nova geração de indianos com conhecimentos tecnológicos pode ser adequadamente formada para tirar o máximo partido desta rara oportunidade.[8,14]

TELEDENTISTRY EM ODONTOPEDIATRIA

A teleodontologia pode ser benéfica na educação e promoção da saúde oral entre as crianças, no diagnóstico e acompanhamento de pacientes pediátricos dentários a longas distâncias com acesso limitado a cuidados dentários e na orientação comportamental de pacientes pediátricos. Este método foi particularmente útil durante a situação pandémica, a fim de limitar o contacto entre pacientes, mantendo uma distância segura. Ao mesmo tempo, evitou a exposição do pessoal dentário e dos dentistas através da utilização de telemóveis, webcams, câmaras intra-orais e aplicações dentárias ligadas através da Internet.

Educação e promoção da saúde oral

A saúde oral das crianças é importante para a saúde geral do corpo e para o seu bem-estar social, físico e mental. Os avanços no sector da informação e da tecnologia podem ser utilizados pelos dentistas pediátricos para proporcionar um melhor acesso aos serviços de saúde oral e melhorar os comportamentos em matéria de saúde oral. Os programas de educação e promoção da saúde oral através da tecnologia móvel, da Internet e das aplicações de saúde móvel têm conseguido chamar a atenção do público e chegar a uma grande população. Nos últimos anos, o número de utilizadores de telemóveis e da Internet aumentou drasticamente em todo o mundo, o que alterou a forma como a educação dos doentes pode ser realizada. Foram realizados estudos utilizando estes métodos, especialmente dirigidos à população pediátrica, para avaliar a sua eficácia.

As crianças são adeptas da utilização da tecnologia digital e estão mais imersas na sua utilização do que os adultos. As aplicações de redes sociais têm sido populares entre os profissionais de medicina dentária para interagir com os seus pacientes. Por conseguinte, a utilização da Internet e de aplicações móveis aumenta a sensibilização e os conhecimentos dos pacientes para promover a higiene oral, constitui um meio de comunicação eficaz para os pais e a comunidade em zonas remotas e colmata a falta de profissionais de saúde pública com formação em medicina dentária. A sua utilização é conveniente, uma vez que as aplicações podem ser acedidas diretamente através do smartphone, eliminando a necessidade de outro dispositivo, os lembretes e as instruções específicas para novos comportamentos ou hábitos podem ser personalizados com uma avaliação em tempo real do indivíduo e pode ser fornecido feedback. Ajudam também a ultrapassar desafios culturais, sociais e logísticos que são frequentemente encontrados nos métodos de ensino convencionais. As aplicações móveis de saúde, utilizadas para a educação dos doentes, devem basear-se em técnicas reconhecidas de mudança de comportamento. Devem fornecer instruções sobre a forma de realizar uma atividade, demonstrar o comportamento, fornecer indicações e sugestões e recompensar o utilizador após a conclusão do comportamento desejado. No entanto, subsistem preocupações quanto à facilidade de utilização da aplicação. Se a sua utilização for complicada, os doentes podem evitar utilizá-la, impedindo assim o impacto esperado. Além disso, a aplicação deve proteger a privacidade do utilizador, não o perturbar com mensagens repetidas que o cansem, ter um design apelativo para atrair o interesse do utilizador e ser personalizável de acordo com as necessidades do doente.

Resumo dos estudos que utilizam aplicações móveis para a educação e promoção da saúde oral entre as crianças.

Autor	Ano	Aplicação	Objetivo	Métodos	Conclusão
Solar et al	2009	Aplicação Molarcropolis	Um jogo motivacional interativo destinado a aumentar a literacia em saúde oral e higiene dentária entre adolescentes através da persuasão tácticas.	Foi efectuado um inquérito a indivíduos com idades compreendidas entre os 13 e os 24 anos para verificar a eficácia da aplicação para melhorar a sensibilização e a mudança de hábitos relacionados com a higiene oral	Os adolescentes indicaram que o jogo é simultaneamente divertido e informativo, útil para aprender novos aspectos relacionados com a saúde oral e tem o potencial de mudar os hábitos de saúde oral.
			Durante o jogo, os jogadores aprendem sobre as		

			doenças orais e as suas causas, comportamentos e práticas que colocam os adolescentes em risco, conselhos sobre como melhorar a sua saúde oral saúde.		
Levine et al,	2012	O meu amigo sorriso	1. Função de recordação da dieta. 2. Avaliar risco de cáries na primeira infância devido à dieta em crianças pequenas.	Foi realizado um estudo-piloto em mães (faixa etária não especificada) de crianças com cáries na primeira infância, após a formação de profissionais de saúde comunitários (CHW). OS ACS facilitou a utilização da aplicação pelas mães. Inquérito aos ACS sobre a facilidade de navegação e a utilidade do a aplicação.	Os ACS classificaram a aplicação como muito fácil e divertida de utilizar pelas famílias.

Shao et al,	2014	Jogo de escovar os dentes DAYA	Um jogo de escovagem dos dentes para melhorar a eficácia e a experiência da escovagem dos dentes nas crianças e ajudar os pais a monitorizar da criança	Um estudo-piloto com crianças dos 6 aos 10 anos sobre o teste de usabilidade da aplicação móvel e o jogo.	As crianças mais velhas (>8 anos de idade) compreenderam melhor o jogo e acharam-no agradável. Os pais foram capazes de completar todas as tarefas relacionadas com o controlo. O jogo foi viável para melhorar a escovagem dos dentes

			saúde dentária e comportamento para a higiene oral.		experiência para as crianças e acompanhamento pelos pais.

Underwood et al,	2015	Aplicação Brush DJ	1. Fornecer aos utilizadores rotinas baseadas em provas para manter a higiene oral. 2. Motivação através da reprodução de música durante 2 minutos enquanto escova os dentes. 3. Definir lembretes para enxaguar a boca, manter a concentração de flúor, frequência de mudança de escova de dentes, consulta dentária horário.	Um inquérito qualitativo avaliou a perceção relativamente às experiências e crenças sobre a aplicação de saúde oral entre os participantes com idades até aos 74 anos. A maioria dos participantes (37,1%) encontrava-se no grupo etário dos 7-12 anos.	A aplicação móvel é útil para a educação e promoção da higiene oral. Motivou os participantes a escovar os dentes durante mais tempo. Os temas foram a motivação, a educação, o cumprimento e a perceção dos benefícios.
Alqarani et al,	2018	O sorriso do seu filho	Fornecer informações aos pais sobre a saúde oral do seu filho antes do parto e a	Inquérito para avaliar a melhoria dos conhecimentos dos pais antes e depois da utilização da	Melhoria significativa dos conhecimentos relacionados com a cárie dentária e a higiene oral.

			partir do período de da infância à adolescência	aplicação móvel em crianças até aos 15 anos de idade	
Zotti et al,	2019	1. Time2Brush (crianças >5 anos). 2. Pequenos Monstros Tempo de escovagem dos dentes (crianças _5 anos).	O formato de ambas as aplicações era o mesmo. As personagens fictícias serviram de motivação para praticar a higiene oral, bem como um cronómetro para realizar procedimentos de rotina. Para além disso De acordo com os minutos de utilização, os utilizadores podem personalizar o resumo em conformidade, como bónus.	Ensaio aleatório envolvendo um grupo de estudo e um grupo de controlo com crianças de 4-7 anos filhos. Cadeira instruções laterais sobre higiene oral para o grupo de controlo.	Diminuição dos índices de placa bacteriana, ausência de novas lesões de cárie nos molares permanentes. Melhor cumprimento da higiene oral por crianças, aumentar no nível de conhecimento dos pais.

Alkilzy et al,	2019	Escova de dentes manual com sensor que está ligado ao smartphone através de bluetooth	Escova de dentes manual com um sistema de sensores 3D de movimento digital (giroscópio), para que a escova de dentes siga os movimentos de escovagem da criança em tempo real. Os movimentos são transmitidos ao smartphone por Bluetooth. Os movimentos são partilhados com os pais para acompanhamento e, à medida que a criança atinge movimentos óptimos são atribuídos pontos	Um estudo de controlo aleatório que avaliou a eficácia da utilização de uma escova de dentes manual com um sensor de gravidade e utilizada juntamente com uma aplicação móvel de escovagem de dentes em crianças com idades compreendidas entre os 5 e os 6 anos. O controlo grupo utilizou uma escova de dentes manual sem a aplicação para smartphone	O declínio do índice de placa foi mais pronunciado no grupo de teste do que no grupo de controlo, o que dá provas de a eficácia dos jogos na escovagem dos dentes através de uma aplicação para smartphone.

Farhadifard et al,	2020	Aplicação para smartphone, escova DJ	Fornecer aos utilizadores rotinas baseadas em provas para manter a higiene oral. Motivação através da reprodução de música durante 2 minutos durante a escovagem. Definir lembretes para enxaguar a boca, manter a concentração de flúor, frequência de mudança da escova de dentes, consulta dentária horário	Ensaio controlado aleatório que compara a aplicação de lembrete para smartphone com o método convencional de educação verbal sobre higiene oral na manutenção da higiene oral de pacientes de 15-25 anos submetidos a tratamento ortodôntico tratamento	Foram registadas diferenças significativas entre os dois métodos, com a utilização da aplicação para smartphone associada a uma maior frequência e duração da escovagem

Resumo dos estudos que utilizam as redes sociais para a educação e promoção da saúde oral entre as crianças.

Autor	Ano	Media	Objetivo	Métodos	Conclusão
Zotti et al	2016	WhatsApp	Tutoriais em vídeo sobre higiene oral. Autofotografias (selfies) e mensagens de texto partilhadas pelos pacientes e seus pais através da sala de conversação anónima baseada no WhatsApp.	Ensaio aleatório controlado envolvendo adolescentes pacientes (idade média de 14,1 anos no grupo de estudo e 13,6 anos no grupo de controlo) submetidos a tratamento ortodôntico Tratamento que requer a manutenção da higiene oral. Os pacientes e os pais foram convidados a interagir através de selfies e mensagens de texto antes e depois da higiene oral práticas.	Melhoria da adesão à higiene oral nos doentes com menos lesões de manchas brancas registadas durante o tratamento ortodôntico tratamento.

Scheerman et al	2019	Telegrama	Programa baseado na teoria que consiste em componentes de educação para a saúde oral e de treinc comportamental para promover a escovagem regular dos dentes.	Um ensaio aleatório controlado avaliou a eficácia da aplicação Telegram na promoção da higiene oral e dos resultados relacionados com a saúde oral em adolescentes com idades compreendidas entre os 12 e os 17 anos, juntamente com as mães. Os resultados basearam-se em melhorias na escovagem dos dentes comportamento e pontuação da placa.	Os resultados apoiaram a utilização da abordagem baseada no processo de ação em saúde e programa baseado na teoria através do Telegram com o envolvimento das mães para melhorar a higiene oral entre os adolescentes.

Lotto et al	2020	WhatsApp	Mensagens de texto educativas relacionadas com as cáries da primeira infância.	Ensaio controlado e aleatório que incluiu uma díade de pais e filhos com crianças com idades compreendidas entre os 36 e os 60 meses e com cáries precoces. O grupo de intervenção recebeu mensagens de texto educativas do WhatsApp mensagens.	Eficaz para controlar a gravidade do CEC em crianças em idade pré-escolar de baixo nível socioeconómico, melhorando a literacia parental em matéria de saúde em linha e alterando os padrões alimentares das crianças.
Simsek et al	2020	Youtube	Vídeos do YouTube que descrevem hábitos orais pesquisados.	Avaliação de vídeos sobre hábitos orais e avaliação da qualidade da informação disponível para pacientes e pais	A maioria era inadequada, com informações insuficientes.

Diagnóstico e monitorização à distância

As crianças e os adolescentes são a principal população-alvo para o diagnóstico precoce e a prevenção das doenças da saúde oral. Apesar das tentativas feitas para melhorar a saúde oral das crianças, continua a haver uma disparidade devido a barreiras geográficas e socioeconómicas. Esta falta de acesso aos serviços de saúde dentária exige um método rentável e sustentável para aumentar o acesso das crianças, especialmente em locais distantes, aos serviços dentários. A teleodontologia, através dos registos dentários electrónicos, das tecnologias da informação e da comunicação, da Internet e de dispositivos digitais mais recentes, como câmaras digitais, câmaras intra-orais, webcam e monitores de computador, veio acelerar a forma como os serviços dentários estão a ser prestados.

A teleodontologia tem várias aplicações, como a tele-triagem, a teleconsulta, o telediagnóstico e a telemonitorização. Enquanto o telediagnóstico envolve a utilização de imagens para diagnosticar remotamente patologias orais, a tele-triagem ajuda a dar prioridade aos pacientes que necessitam de cuidados urgentes através da avaliação remota da patologia, proporcionando assim um acesso seguro aos pacientes para cuidados dentários. A telemonitorização, a teleconsulta e a tele-triagem reduzem a necessidade de deslocações desnecessárias dos doentes, especialmente dos que se encontram em zonas remotas, que enfrentam dificuldades socioeconómicas e geográficas na utilização dos cuidados dentários. Também oferece a vantagem de um maior acesso a especialistas em medicina dentária pediátrica que podem registar, confirmar e executar um plano de tratamento adequado, com base nas imagens e registos fornecidos por dentistas não especialistas ou por assistentes dentários. Os dentistas à distância podem transmitir dados adquiridos digitalmente para triagem, deteção e encaminhamento do doente. Isto envolve a aquisição de dados relacionados com o historial do paciente utilizando um questionário, a realização e o registo dos resultados do exame, a transmissão de imagens intra-orais e radiográficas utilizando uma câmara intra-oral ou uma câmara digital. Os dados relacionados com o paciente são transmitidos através de um sistema de gestão de registos electrónicos em linha do local remoto para o local central onde o consultor especializado está disponível.

A utilização do telediagnóstico é tão eficaz como o exame presencial na elaboração de planos de tratamento complexos e a precisão é superior ou comparável à do exame visual. É rentável, uma vez que envolve assistentes ou terapeutas dentários ou dentistas gerais que recebem salários mais baixos, e poupa custos de deslocação e alojamento para doentes de áreas remotas. O telediagnóstico é eficaz na redução de custos e de tempo nos programas de rastreio escolar. Em muitos estudos, observou-se uma maior utilização dos serviços de cuidados dentários por parte das crianças, através da melhoria da comunicação com os dentistas pediátricos durante as teleconsultas. A teleconsulta também pode envolver cuidados colaborativos por parte de vários especialistas. Uma vez que os registos electrónicos do doente estão disponíveis, o envolvimento interdisciplinar pode ocorrer em menos tempo no caso de doenças que exijam uma gestão por uma equipa multidisciplinar.

Apesar das vantagens e da eficácia do diagnóstico e da monitorização à distância, existem limitações, como a qualidade inadequada das fotografias e a curva de aprendizagem associada à utilização da câmara, tanto para o doente como para os profissionais de saúde dentária. Os organismos reguladores da medicina dentária, as entidades patronais ou as companhias de seguros devem prever uma remuneração adequada dos dentistas pelos serviços prestados através da teledentária, de forma estruturada. É essencial criar vias de formação para os profissionais de medicina dentária e disponibilizar equipamento ou infra-estruturas adequados para manter a qualidade.

Resumo dos estudos de telediagnóstico com câmara de smartphone/câmara digital/câmara Web em crianças.

Autor	**Ano**	**Dispositivo**	**Métodos**	**Conclusão**
Amavel et al,	2009	Câmara digital, sistema baseado na Web (MedQuest)	A validade do diagnóstico remoto de problemas dentários em crianças de 4-6 anos foi efectuada por dentistas utilizando uma câmara digital. O rastreio e o encaminhamento foram	A utilização de fotografias é um método válido para o diagnóstico à distância de problemas dentários. A especificidade deste método de despistagem pode ser reforçada por

			decidido com base em imagens obtidas através de aplicação.	melhorar o feedback sobre a avaliação do dentista.
Torres- Pereira et al	2012	Câmara do smartphone	Estudo não aleatório em que as imagens intra-orais dos primeiros 60 pacientes (independentemente da idade) que visitaram a clínica dentária após a aprovação do comité de ética foram carregadas em servidores baseados na nuvem por assistentes dentários para que os profissionais de nível intermédio e os dentistas fizessem o rastreio de cáries dentárias.	As fotografias tiradas com DSLR de 18 megapixéis foram capazes de fornecer informações de diagnóstico adequadas com sensibilidade e especificidade. A avaliação fotográfica acelerou o encaminhamento para especialistas que reduziram os atrasos tratamento e aumento do afluxo de doentes.
Kopycka-Kedzierawski et al.	2006 2007 2008 2011	Câmara intra-oral	Uma série de avaliações comparativas aleatórias entre o exame dentário convencional e o exame assistido por teledentista na avaliação da prevalência de cáries na primeira infância em crianças pequenas e pré-escolares em	Não há diferença entre os dois tipos de exame. A disponibilização de fotografias coloridas dos dentes cariados da criança ajudou a motivar os pais a mandarem examinar os seus filhos.

			diferentes comunidades.	
Purohit et al,	2017	Câmara do smartphone	Os dentistas envolvidos neste estudo transversal realizaram um exame clínico versus um exame videográfico para avaliar o CPOD em crianças de 12 anos.	Os métodos de avaliação clínicos e videográficos revelaram-se comparáveis para o rastreio de doenças dentárias cáries em crianças em idade escolar.
Estai et al.	2017	Sistema de teledentistry móvel remoto para telemóveis Android com servidor na nuvem "Remote-i que recolhe, transmite e revê fotografias dentárias.	O estudo comparou a relação custo-eficácia do exame visual-tátil convencional com a abordagem teledentária. Treinados tele-assistentes transportados efetuar o rastreio dentário de todos os grupos etários, incluindo crianças, utilizando fotografias gravadas que foram posteriormente partilhadas através do sistema "Remote-i".	A teleodontologia é um método rentável que pode ser utilizado para o rastreio dentário em massa em locais distantes

de Almeida Geraldino et al.	2017	Câmara de telemóvel	Estudo transversal envolvendo pacientes entre 3-39 anos de idade com dentes traumatizados. Exame à distância por dentistas pediátricos utilizando registos electrónicos e fotografias. Acordo com a cirurgia e à distância foi avaliado o diagnóstico.	A precisão do diagnóstico remoto foi comparável à do diagnóstico efectuado pessoalmente. A câmara do telemóvel pode ser uma ferramenta útil para captar imagens para o diagnóstico remoto de lesões dentárias traumáticas.
Kale et al,	2019	Câmara do smartphone, aplicação de rede social (WhatsApp)	Capacidade das mães para diagnosticar cáries dentárias nos 3-5 anos de idade através da câmara do smartphone após a educação para a saúde foi avaliada. As fotografias capturadas foram partilhadas com os dentistas através do WhatsApp.	O método registou uma boa sensibilidade, especificidade e precisão. As crianças colaboraram mais no exame com o smartphone em comparação com o exame visual convencional, uma vez que estão familiarizadas com o anterior
AlShaya et al,	2020	Câmara do smartphone, Google Drive, aplicação de redes sociais (WhatsApp Messenger)	Fiabilidade das imagens intra-orais obtidas por um dentista pediátrico para o diagnóstico de cáries dentárias em crianças dos 6 aos 12	A teleodontologia que utiliza a tecnologia dos smartphones oferece uma fiabilidade aceitável para o diagnóstico inicial de cáries em crianças,

			anos de idade.	embora seja menos fiável devido à falta de radiografias.

Resumo dos estudos sobre teleconsultas com câmara de smartphone/câmara digital/câmara web em crianças.

Autor	Ano	Dispositivo	Métodos	Conclusão
Lienert et al	2010	Comunicação telefónica	O estudo retrospetivo teve como objetivo avaliar o número de chamadas telefónicas relacionadas com traumatismos dentários efectuadas para centros médicos por pacientes com idades compreendidas entre os 0 e os 73 anos (idade média de 8,7 anos), dos quais um terço se encontrava na 0-6 anos de idade.	As consultas de tele-dentista são úteis quando um dentista não está disponíveis. A maioria das chamadas estava relacionada com ferimentos em dentição primária.
Mari~no et al	2014	Câmara intra-oral que transmite áudio e vídeo, câmara Web	Ensaio de campo não aleatório em que dentistas comunitários de saúde dentária enviaram fotografias gravadas de crianças (idade média de 8,6 ± 4,2 anos) a dentistas pediátricos para consulta de fendas labiais/palatinas, traumatismos dentários e	A teleodontologia realizada em locais remotos foi bem sucedida no fornecimento de diagnósticos exactos e na redução do tempo de rastreio, promovendo assim encaminhamentos adequados.

			ortodontia.	
McLaren et al,	2016	Câmara intra-oral, Câmara de computador	Foi efectuado um estudo retrospetivo para avaliar a exatidão do planeamento do tratamento dentário por dentistas pediátricos através de consultas de vídeo em direto em crianças com uma idade média de 4,77 ± 2,36 anos das zonas rurais.	A consulta em direto por vídeo facilita a conclusão de planos de tratamento por dentistas pediátricos para pacientes pediátricos com necessidades de tratamento. Reduziu o tempo e os custos e aumentou o acesso a especialidades cuidados.
Sanghvi et al,	2021	Consulta telefónica	Estudo descritivo que avalia a capacidade dos dentistas pediátricos para avaliar e efetuar teleconsultas em crianças de 2e16 anos durante a COVID-19 pandemia. Parental a satisfação foi avaliados após a teleconsulta.	As consultas telefónicas reduzem os contactos presenciais com boa satisfação dos doentes durante a pandemia.

Orientação comportamental

A pandemia pôs em causa a forma como as técnicas convencionais de orientação comportamental podem ser aplicadas aos pacientes pediátricos dentários devido à utilização de equipamento de proteção individual (EPI), como a máscara N-95, a proteção facial e as batas descartáveis. No entanto, a utilização deste tipo de equipamento de proteção oculta as expressões faciais do dentista pediátrico e limita as comunicações verbais, levando a um aumento do medo e da ansiedade entre as crianças que vão ao tratamento dentário. Por conseguinte, a utilização de aplicações móveis, acessíveis a partir de casa, pode ajudar a orientar o comportamento das crianças na clínica dentária. As aplicações de jogos móveis oferecem às crianças uma forma interactiva de orientar o seu comportamento e são úteis para reduzir o contacto presencial, diminuindo o número de visitas ao dentista durante a pandemia. Estas aplicações podem incorporar técnicas de orientação comportamental como o "dizer, mostrar e fazer", imagens positivas antes da visita, distração e modelação. Estudos anteriores demonstraram que a modelação por vídeo é eficaz para exercer uma influência terapêutica na gestão da ansiedade e, ao mesmo tempo, exercer uma influência educativa para melhorar as capacidades de lidar com crianças em situações de stress. Um modelo de um colega que lida com procedimentos dentários semelhantes aos que se espera que a criança venha a realizar é melhor do que um modelo não relacionado ou um conteúdo de vídeo não relacionado. Sensibiliza a criança para a situação de tratamento, diminuindo assim a ansiedade e melhorando a capacidade de lidar com a situação. É importante que o comportamento do modelo no vídeo seja reforçado positivamente para que esta técnica seja eficaz. Tem a conveniência da portabilidade, pode demonstrar estratégias de coping para uma vasta gama de tratamentos e é económica. No entanto, a realização da representação em vídeo requer o tempo do dentista e do pessoal dentário, embora o tempo necessário para a interação dentista-paciente seja reduzido. As aplicações dentárias móveis fornecidas aos pacientes antes da sua primeira consulta dentária podem ajudar o paciente pediátrico a criar uma pré-imagem positiva. O termo "imagens pré-visita positivas" refere-se ao fornecimento de fotografias relacionadas com a medicina dentária e o tratamento dentário ao doente pediátrico antes de este entrar na área de espera, o que lhe permitirá sentir-se confortável, descontraído e familiarizado com o consultório. No entanto, na situação atual da pandemia, isto pode ser feito utilizando aplicações de redes sociais como o YouTube, com vídeos que podem ser vistos pelo doente pediátrico antes da sua consulta, se necessário, no consultório. As aplicações dentárias móveis que introduzem procedimentos de cirurgia dentária e de tratamento dentário utilizando os princípios das técnicas "contar, mostrar e fazer" são eficazes na redução da ansiedade dentária durante a primeira consulta dentária.

Resumo dos estudos que utilizam a teledentística para orientação comportamental em crianças

Autor	Ano	Telemóvel aplicação	Métodos	Conclusão
Patil et al,	2017	O meu pequeno dentista	Estudo-piloto para avaliar a eficácia de uma aplicação dentária móvel na gestão do comportamento de crianças com idades compreendidas entre os 8 e os 12 anos. Os participantes foram levados a efetuar procedimentos dentários em personagens virtuais da aplicação para se familiarizarem com clínica dentária.	A aplicação móvel diminuiu com sucesso a ansiedade, aumentando c comportamento positivo dos participantes nas visitas subsequentes ao dentista.
Meshki et al	2018	Dentista maluco	Ensaio clínico preliminar paralelo, duplamente cego e aleatório em crianças de 4-7 anos de idade para avaliar a modelagem como método de pré-exposição a reduzir a ansiedade em crianças, utilizando um jogo de simulação dentária para	Devido à experiência envolvente e dependente de recompensas, os jogos de simulação dentária podem atuar como modelo pré-tratamento e diminuir a ansiedade durante injecções anestésicas e perfurações.

			smartphone.	
licherla et al..,	2019	Pequeno dentista encantador	Estudo com desenho de braços paralelos que avaliou comparativamente o método convencional tell- show-do (TSD) e uma aplicação móvel de simulação dentária na redução da ansiedade e do medo em crianças dos 7 aos 11 anos de idade na sua primeira consulta de medicina dentária. consulta dentária.	Os aspectos psicológicos e subjectivos da ansiedade associados à primeira consulta dentária diminuíram significativamente com a utilização da aplicação móvel. A aplicação foi mais bem sucedida do que a TSD devido ao seu natureza interactiva
Radhakrishna et al.	2019	Jogo de dentista para smartphone	Um estudo clínico de intervenção aleatório avaliou comparativamente a eficácia de um jogo dentário móvel, de um jogo de contar e de um jogo convencional o "tell-show-do" em crianças dos 4 aos 8 anos de idade.	A aplicação móvel de jogos dentários e o "tell-show-play-do" foram significativamente mais eficazes na redução de ansiedade do que os métodos convencionais, devido à sua natureza interactiva.

Asokan et al.	2020	Pequeno dentista encantador	Um ensaio aleatório duplamente cego que avalia comparativamente a utilização de um truque de magia com uma aplicação dentária móvel para a redução da ansiedade dentária em crianças de 4-5 anos de idade com o método convencional de contar e mostrar. controlo.	A distração ativa com o jogo dentário foi prontamente aceite pela criança doente; no entanto, todas as técnicas de distração foram bem sucedidas na redução da ansiedade.

Papel nas escolas e nos centros de cuidados pediátricos

A teleodontologia tem o potencial de revolucionar a prestação de cuidados clínicos, bem como as plataformas de cuidados aos doentes. A incorporação da teleodontologia tem o potencial de reduzir os custos clínicos, uma vez que os cuidados especializados podem ser prestados com a supervisão de um especialista, mesmo na sua ausência física. Os cuidados e as opiniões podem ser recolhidos mesmo além-fronteiras. Os custos do investimento inicial podem, assim, ser justificados. É necessário desenvolver modelos para que as escolas e os centros de cuidados infantis no nosso país utilizem a telemedicina para aumentar o acesso a cuidados dentários para crianças e adolescentes.

As escolas e os centros de acolhimento de crianças desempenham um papel vital na garantia de uma saúde oral óptima das crianças:[15]

- Rastreio de problemas dentários antes de se tornarem emergências
- Ajudar as crianças a gerir as suas doenças crónicas
- Ligar as crianças e as suas famílias aos serviços sociais e de saúde

- Prestar aconselhamento urgente em matéria de saúde oral através de enfermeiros/pessoal formado, sempre que necessário

A teledentisteria pode servir como uma ferramenta para sinfonizar e expandir a capacidade dos centros de cuidados escolares e pediátricos para satisfazer as necessidades de cuidados orais das crianças, utilizando a tecnologia para estabelecer a ligação com os prestadores de cuidados de saúde noutro local.

Benefícios, desafios e âmbito futuro

A teleodontologia pode alargar o âmbito dos cuidados de saúde oral infantil a custos razoáveis, aliviando os problemas da escassez de especialistas em medicina dentária pediátrica, especialmente em zonas remotas. As consultas virtuais eliminam o tempo de deslocação, tornando-as mais convenientes para as crianças e os pais, que não têm de faltar à escola ou ao trabalho. Pode ajudar os dentistas a fazer a triagem dos pacientes que necessitam de cuidados dentários urgentes e a prestar aconselhamento durante os cuidados de acompanhamento, reduzindo assim a carga de trabalho dos pacientes em consultórios dentários muito ocupados. Durante as consultas por vídeo, o plano de tratamento pode ser melhor explicado aos pais, utilizando fotografias intra-orais. A consulta virtual inicial pode reduzir a ansiedade relacionada com as visitas ao dentista e dá aos pais mais tempo para reflectirem sobre as opções de tratamento antes da visita efectiva à clínica dentária. Também permite melhores interações interdisciplinares, melhorando assim os resultados do tratamento.[49]

No entanto, atualmente, a aplicabilidade da teledentistry na prática dentária de rotina tem várias limitações, que são semelhantes às da telemedicina. Problemas como a falta de sensibilização dos consumidores, que está frequentemente associada à idade e ao nível de educação do paciente, o custo e a eficiência do equipamento utilizado para a teledentística, a falta de clareza sobre o reembolso, a confidencialidade e a segurança dos dados, que afectam a telemedicina, são também comuns à teledentística. Os constrangimentos relativos à infraestrutura, como o acesso deficiente à Internet, a falta de hardware, a incompatibilidade organizacional da teledentária com o sistema de saúde, o apoio financeiro insuficiente, as dificuldades em obter cooperação com centros remotos, diretivas inadequadas e os custos envolvidos na instalação são os desafios enfrentados pelos dentistas. A resistência às novas tecnologias, a fraca literacia em tecnologias da informação e a formação inadequada dos dentistas são outros obstáculos enfrentados pelos dentistas. Para superar os desafios mencionados, a formação dos dentistas sobre a utilização da tecnologia e o fornecimento de um consentimento informado aos pacientes antes do início de qualquer tratamento podem ajudar a aumentar a aceitação da teledentistry. Além disso, é necessária mais investigação sobre a eficácia da teledentística em doentes pediátricos, tendo em conta a relação custo-eficácia. Para encorajar a utilização global da teledentística, são também necessárias diretivas e leis claras em relação à estrutura de reembolso do serviço, orientações sobre direitos de autor, licenciamento e tributação, práticas ilícitas e questões médico-legais por parte do governo.

A prática da teledentistry requer os serviços de empresas de software para apoio técnico, mas estes serviços, que apoiam a telemedicina com reembolsos, não têm políticas claras sobre a compensação dos serviços dentários. A sustentabilidade da teledentistry como modelo de negócio, mesmo em tempos de pandemia, está comprometida devido à falta de políticas claras de reembolso por parte das companhias de seguros. Embora não existam provas suficientes quanto à relação custo-eficácia, a maioria dos projectos de investigação relacionados com a teledentistry não se mantém na prática dentária quotidiana devido à falta de apoio financeiro. A maior parte da investigação relacionada com a teledentistry foi realizada em países desenvolvidos, enquanto a eficácia nos países em desenvolvimento, em zonas rurais e remotas, ainda não foi estabelecida. É necessário efetuar mais investigação para colmatar estas lacunas. A menos que estas limitações e barreiras sejam ultrapassadas, o estabelecimento da teledentistry como uma ferramenta na prática dentária continuará a ser lento e inconsistente.

TELEDENTISTRY DURING COVID -19

Um tipo invulgar de pneumonia surgiu em Wuhan, na China, em dezembro de 2019. Descobriu-se que o fator etiológico era o coronavírus, que foi renomeado pela Organização Mundial de Saúde (OMS) como "doença do coronavírus 2019" (COVID-19). A rápida propagação da COVID-19 ocorreu tanto na China como no mundo, pelo que a OMS declarou a doença do coronavírus como uma pandemia em 11 de março de 2020. Tendo em conta a pandemia, o governo da Índia declarou um confinamento nacional em 24 de março de 2020, com restrições às viagens e às reuniões sociais.

A pandemia de COVID-19 pôs em causa os sistemas de saúde existentes em todo o mundo. Foi recomendado que se evitassem visitas a hospitais, instalações dentárias ou outras instalações médicas, uma vez que constituem uma fonte de infeção cruzada. Uma vez que se propaga por gotículas, fómites e transmissão por contacto, a interação cara a cara do profissional de saúde com o doente acarreta um risco de transmissão. O ambiente dentário provou ser uma fonte significativa de transmissão, uma vez que a maioria dos procedimentos dentários envolve a produção de aerossóis e gotículas contaminadas por microrganismos, uma inspeção minuciosa, um exame, intervenções de diagnóstico e terapêuticas na região naso-oro-faríngea. Isto tornou o dentista propenso a ser infetado pelos pacientes e a transmitir a infeção às suas famílias. Este facto desenvolveu um sentimento de medo e ansiedade nas mentes dos dentistas.

Consequentemente, durante a pandemia, a maioria dos procedimentos dentários de rotina em todo o mundo foi suspensa e apenas foram realizados procedimentos e cirurgias dentárias de emergência. No entanto, houve uma altura em que, com a tendência crescente de casos de COVID-19, não parecia que a pandemia fosse acabar tão cedo. De facto, até a OMS temia que este vírus se tornasse apenas mais um vírus endémico nas nossas comunidades e que nunca desaparecesse. A acreditar nestas especulações, era necessário reorganizar a prática dentária e inovar para continuar os cuidados dentários com novos modelos de consulta encorajados a proporcionar um contacto mínimo entre dentistas e pacientes e, por conseguinte, um risco mínimo de infeção cruzada. A teleodontologia pode constituir uma solução inovadora para manter a prática dentária durante a pandemia, bem como para além dela.[69]

Nas circunstâncias da pandemia de COVID-19, com uma probabilidade crescente de se tornar endémica, o principal objetivo era evitar o contacto entre pessoas. A palavra "tele" significa "distante" e, por conseguinte, a teleodontologia satisfaz a necessidade de distanciamento social, tal como tem sido defendido pelas autoridades sanitárias em todo o mundo para conter a propagação do vírus SARS-COV-2. A teleodontologia pode ser incorporada na prática dentária de rotina, uma vez que oferece uma vasta gama de aplicações, como a triagem à distância dos pacientes suspeitos de COVID-19 para tratamento dentário e a redução da exposição desnecessária de pacientes saudáveis ou não infectados, diminuindo as suas visitas a consultórios dentários e hospitais já sobrecarregados.[69,70]

Durante o infeliz evento da pandemia de COVID-19, a teledentistry permitiu o tratamento dentário de pacientes infantis, limitando a propagação da doença e protegendo os profissionais de saúde dentária da exposição a potenciais casos de COVID-19. As sessões interactivas em direto, as conversas em vídeo com dentistas especializados, as aplicações de educação dentária para crianças e pais e a triagem fotográfica para encaminhamento dentário reduziram significativamente as interações presenciais. Para além do diagnóstico à distância, é possível a tele-triagem, a vigilância de lesões orais, a avaliação do desenvolvimento dentário, as consultas entre residentes juniores e consultores seniores e a manutenção de registos para fins médico-legais. A utilização da triagem fotográfica evitou consultas presenciais em mais de 50% dos casos, reduzindo assim o risco de transmissão da infeção.[70]

Num estudo realizado com pacientes pediátricos, a teleodontologia, sob a forma de consulta telefónica durante a primeira comunicação com o paciente, pode reduzir as consultas presenciais em mais de um terço. Num outro estudo que envolveu pacientes com fenda labial e palatina, os consultores dentários pediátricos conseguiram reduzir as consultas presenciais em 11% após a consulta telefónica. Também ajudaram a educar e a tranquilizar os doentes e a dar-lhes prioridade nos procedimentos de tratamento dentário. Observou-se uma boa satisfação dos pacientes com estes serviços durante o período pandémico. Os pais dos pacientes infantis relataram uma elevada satisfação e consideraram que se tratava de um método eficaz e conveniente para o tratamento e o acompanhamento de lesões da mucosa oral. A teleodontologia conseguiu aliviar a sobrecarga dos sistemas de cuidados dentários que já se encontram limitados devido à redução da mão de obra e à limitação dos recursos.[70,71]

Num inquérito realizado durante a pandemia, foi determinada a experiência dos pacientes com a telemedicina. Estes relataram 97% e 94% de satisfação com as clínicas virtuais e as consultas telefónicas, respetivamente. Um estudo semelhante que avaliou a satisfação dos pacientes e dos clínicos relativamente às consultas online com o software "Anytime Anywhere" para monitorização do tratamento ortodôntico durante a pandemia revelou que a satisfação geral era boa entre 76% dos pacientes e 90% dos clínicos. A pandemia também afectou a atitude e os conhecimentos dos dentistas em relação à teledentistry, que foi avaliada num inquérito transversal. Este inquérito por questionário revelou que o conhecimento e a prática da teledentária entre os dentistas aumentaram significativamente após o início da pandemia, com cerca de 93% dos dentistas a considerarem a teledentária útil para a sua prática clínica e com cerca de 60% a considerarem continuar também após a pandemia.[71]

Principais vantagens[72]

1. **Gestão de emergências preliminares.**

O dentista pode gerir as emergências primárias prescrevendo uma terapia antibiótica adequada e prescrevendo medidas de cuidados domiciliários ao doente. Isto ajudará a prolongar o tratamento até que o confinamento seja levantado.

2. **Auxílio nas consultas especializadas.**

A teleodontologia é um meio eficiente de obter uma consulta especializada sem a necessidade de visitar um dentista durante o confinamento. Isto facilita uma formação mais eficiente e imediata de um plano de tratamento para o paciente.

3. **As visitas de acompanhamento podem ser evitadas.**

O dentista, depois de realizar procedimentos de emergência, como extracções ou abertura de acesso de emergência em casos de inchaço, pode obter um acompanhamento adequado para os pacientes com a ajuda de fotografias do local da infeção tiradas pelo paciente.

Dada a melhor aceitação da teleodontologia, tanto pelos pacientes como pelos dentistas, durante a pandemia, estas aplicações da teleodontologia podem complementar a medicina dentária tradicional presencial, mesmo sem a pandemia de COVID-19.

BENEFÍCIOS

- Redução dos custos do serviço, melhoria da qualidade dos cuidados.

- Redução do isolamento dos profissionais através do contacto entre pares, do apoio especializado e da formação pós-graduada.
- Os dentistas generalistas enviarão registos multimédia dos pacientes (ou seja, incluindo imagens, texto e sons) a especialistas em medicina dentária, permitindo frequentemente que o especialista faça um diagnóstico e desenvolva um plano de tratamento sem ter de ver o paciente pessoalmente. As comunicações interprofissionais (com os laboratórios dentários e o sector dos seguros, no que diz respeito aos requisitos) melhorarão a integração da medicina dentária no sistema mais vasto de prestação de cuidados de saúde.
- As segundas opiniões, a pré-autorização e outros requisitos de seguro serão satisfeitos quase instantaneamente em linha, com a utilização de imagens reais de problemas dentários em vez de fichas dentárias e descrições escritas.
- Ocasionalmente, os casos submetidos aos laboratórios dentários têm complicações subtis ou nuances estéticas que requerem um contacto direto entre o dentista e o técnico de laboratório. Nestes casos, a possibilidade de enviar imagens a cores dos dentes do paciente e depois falar sobre as imagens pode ajudar a evitar a construção incorrecta de aparelhos, poupando assim tempo e dinheiro.

Segundo *Clark,* há boas e más notícias sobre a teledentistry. A má notícia é que é muito provável que alguns médicos estabeleçam e procurem o contacto direto com os pacientes através da Internet, tornando-se assim "ciberdentistas". Na maioria dos casos, a ciberdentista não será do interesse do público, e os conselhos dentários estatais devem monitorizar a ciberdentista e punir os abusos. A boa notícia é que, para muitos, a teledentistry produzirá vantagens maravilhosas para os pacientes de um médico de cuidados primários que participa da vasta experiência disponível através da teleconsulta.[8]

PONTOS FORTES

Nas zonas rurais, onde existe uma escassez de especialistas, a falta de cuidados de saúde abrangentes e sofisticados é um problema. A teleodontologia pode alargar os cuidados a populações de doentes remotas a um custo razoável, bem como atenuar o problema da falta de consultores dentários especializados e do isolamento profissional nas zonas rurais. A teleodontologia ensina aos dentistas generalistas quando devem encaminhar um paciente e como tratar casos mais complicados, o que pode mudar o seu estilo de prática e dar-lhes mais opções no tratamento dos pacientes. A comunicação global com os colegas está instantaneamente disponível através de um simples clique no rato.[10]

Com a ajuda da teledentistry, é possível fazer/obter registos de dados cumulativos (dados longitudinais) do paciente de diferentes clínicas dentárias, o que ajudará no diagnóstico e na gestão adequada do paciente. Uma vez que o registo de dados do doente é convertido em formato digital (sistema EPR - sistema de registo eletrónico do doente), o seu armazenamento exigirá menos espaço, os dados podem ser recuperados com rapidez e revistos em qualquer altura.

Na maioria dos países em desenvolvimento, como a Índia, a maior parte da população vive em zonas rurais, onde os serviços de saúde não são suficientes. A teleodontologia pode dar um contributo significativo para colmatar o fosso entre a procura e a oferta. Os vários problemas do sistema de prestação de cuidados de saúde, como as infra-estruturas de saúde e os serviços clínicos inadequados, a falta de médicos qualificados, a quase indisponibilidade de cuidados especializados, a descoberta tardia dos comestíveis, o adiamento do tratamento devido ao maior tempo necessário para o transporte dos doentes para as unidades de saúde urbanas e a prestação de cuidados de saúde por prestadores de cuidados de saúde primários inexperientes, podem ser resolvidos através da telemedicina e da teledentisteria.[10]

DESAFIOS DA TELEODONTOLOGIA E POSSÍVEIS SOLUÇÕES

Desafios relacionados com a aceitação da teledentistry pelos dentistas

A falta de aceitação da teleodontologia por parte dos dentistas pode ser atribuída ao facto de estes poderem considerá-la complexa e talvez resistentes a novas competências. Podem ter dificuldades tecnológicas, recear fazer um diagnóstico incorreto e preocupar-se com o aumento dos custos e das despesas. Podem existir restrições relacionadas com as infra-estruturas, tais como, acesso deficiente à Internet, falta de hardware, falta de formação, falta de apoio técnico e de conhecimentos especializados. A incompatibilidade organizacional da teledentistry com o sistema de saúde, o reembolso financeiro insuficiente, as diretrizes inadequadas, a incoordenação entre o centro remoto e o centro principal e o elevado custo de instalação são outros desafios relacionados com a sua aceitação pelos dentistas. A representação bidimensional das lesões e a incapacidade de efetuar testes como a palpação e a auscultação são outras limitações.[72]

Para ultrapassar estes desafios, os dentistas devem receber formação adequada e ser educados sobre esta tecnologia, o que aumentará a aceitação da teledentisteria. Durante a atual pandemia, os currículos das escolas de medicina dentária não só precisam de ser actualizados no que diz respeito às medidas de controlo de infecções, como também a teledentisteria deve ser ensinada rotineiramente como uma solução para a prevenção da transmissão de infecções. Além disso, será necessário um financiamento adequado, o pagamento e a autenticação da teledentistry nos sistemas de saúde.

Desafios relacionados com a aceitação da teledentisteria pelos pacientes

A aceitação do paciente é a chave para o sucesso de qualquer módulo. A falta de comunicação presencial pode levar à apreensão dos pacientes quanto à inadequação da comunicação correta dos seus problemas aos seus dentistas. Estes desafios levarão tempo a ultrapassar. A aceitação da teledentistry pelos pacientes aumentará paralelamente à aceitação da telemedicina em geral, que está a aumentar de dia para dia. Muitos estudos concluíram que a teleodontologia está gradualmente a ser aceite pelos pacientes e pelos prestadores de cuidados de saúde.[72]

QUESTÕES JURÍDICAS E ÉTICAS

A telemedicina e a teleodontologia também suscitam preocupações quanto à confidencialidade das informações médicas e dentárias. Os profissionais de teledentistry devem ter o máximo cuidado para garantir que a privacidade do paciente não seja comprometida por entidades não autorizadas. No entanto, os pacientes devem ser informados de que a sua informação será transmitida eletronicamente e que existe a possibilidade de a informação ser interceptada, apesar dos esforços máximos para manter a segurança. As preocupações decorrem da transferência de históricos e registos médicos, bem como de questões gerais de segurança da informação eletrónica armazenada em computadores. Podem também surgir preocupações quanto ao método correto de informar os pacientes da potencial transmissão dos seus dados. Estes problemas surgem principalmente devido à falta de normas bem definidas. Na prática da teledentistry, as questões médico-legais e de direitos de autor também têm de ser consideradas. Atualmente, não existe um método para garantir a qualidade, a segurança, a eficiência ou a eficácia da informação ou do seu intercâmbio. Existem questões de privacidade e segurança, bem como questões de remuneração, fiscais e tributárias associadas ao comércio eletrónico. Muitas das questões jurídicas, como o licenciamento, a jurisdição e a má prática, ainda não foram definitivamente decididas pelos ramos legislativo ou judicial dos vários governos. As considerações legais e de conformidade são significativas para todas as áreas e tipos de telemedicina, incluindo a teledentária. Em grande parte ainda não testadas na lei, e com variações significativas entre os países, questões como responsabilidade, licenciamento, jurisdição, responsabilidade, privacidade, consentimentos e, claro, má prática são cruciais a considerar quando se tenta estabelecer bases sólidas para a prática da telessaúde. O licenciamento da prática da teledentistry depende em grande parte da definição de teledentistry do país e da sua interpretação e perceção da natureza da relação médico-paciente.[8,9,11]

A questão da negligência é um obstáculo jurídico importante a ultrapassar. Em caso de negligência, os profissionais de teledentistry podem ser processados na jurisdição do país de residência dos pacientes. A questão da negligência constitui um importante obstáculo jurídico a ultrapassar. O consentimento informado é parte integrante da relação médico-paciente em qualquer área dos cuidados de saúde. Na teledentistry, deve abranger tudo o que existiria num formulário de consentimento padrão e tradicional; além disso, deve informar o paciente sobre o risco inerente de diagnóstico e/ou tratamento inadequados devido a falhas na tecnologia envolvida. Os pacientes devem ser informados de que a sua informação será transmitida eletronicamente e que existe a possibilidade de a informação ser interceptada, apesar dos esforços máximos para manter a segurança. Em 2000, 20 estados dos EUA aplicaram leis de licenciamento restritivas, exigindo que os profissionais de teleodontologia obtivessem licenças completas para exercer a sua atividade para além das fronteiras estaduais. Apesar disso, as informações sobre licenças de teledentistry não parecem estar prontamente disponíveis atualmente.[12]

Uma das vantagens da teledentistry é a sua capacidade de aumentar o acesso aos cuidados dentários, mas os utilizadores devem ter cuidado ao fornecer consultas para além das fronteiras estatais. Se ocorrerem problemas técnicos durante a transmissão de dados que provoquem um diagnóstico incorreto ou um erro médico, é necessário considerar questões de responsabilidade e de negligência. Além disso, a privacidade e a segurança são questões importantes no ciberespaço. Se os dados dos doentes se perderem ou forem roubados durante o processo de transmissão, todo o projeto poderá ter de ser interrompido, especialmente quando a Lei de Portabilidade e Responsabilidade dos Seguros de Saúde se tornar lei.[8,10]

É necessário um protocolo de teledetectomia claro e de âmbito nacional (abrangendo, por exemplo, formulários, recomendações de equipamento, requisitos de privacidade e segurança), o que permitiria aos organizadores controlar os problemas causados por diferentes normas e resultar numa avaliação mais objetiva do programa. Um sistema de registo normalizado tornaria o processo de recolha de dados muito mais fácil e diminuiria a curva de aprendizagem. Os códigos de diagnóstico colocam outro problema. Uma vez que não existe um sistema universal de codificação de diagnósticos dentários que permita aos utilizadores manter registos uniformes (o Código de Procedimentos e Nomenclatura Dentária, tal como impresso no manual Current Dental Terminology 4, é apenas para procedimentos clínicos), pode haver confusão entre vários sistemas.[8,9]

A alteração indetetável dos registos dos doentes tem sido um problema de longa data. Consequentemente, a maioria dos países não considera que um registo eletrónico seja uma forma aceitável de armazenamento de informações médicas. Todos os registos electrónicos devem ser acompanhados de uma cópia escrita da informação do doente, para além de quaisquer arquivos electrónicos. Além disso, o registo original deve ser identificado e mantido como tal. Nos Estados Unidos, o Health Insurance Portability and Accountability Act de 1996, vulgarmente conhecido por HIPAA, aborda especificamente muitas das normas relativas ao intercâmbio eletrónico. Esta questão pode tornar-se crítica para o processamento de pedidos de indemnização de seguros.[10]

Como acontece com qualquer sistema informático, existem preocupações quanto à segurança dos dados que são transmitidos através da teledeteção, tais como questões de direitos de autor e de propriedade. Tal como acontece com todos os sistemas em linha, estes sistemas também são susceptíveis de serem alvo de pirataria informática e de roubo de dados. A preocupação mais proeminente do ponto de vista do paciente é a confidencialidade dos dados. Os doentes devem ser informados sobre as possibilidades de perda de dados, apesar dos esforços máximos, e devem também ser informados sobre as possibilidades de um diagnóstico incorreto ou de fracasso do tratamento devido a erros ou falhas tecnológicas. As questões relacionadas com os direitos de autor e a propriedade dos dados devem-se principalmente à falta de um quadro jurídico adequado que regule os domínios da teledentária e da telemedicina.

CURTAS

Apesar da natureza promissora da telemedicina na melhoria da prestação de cuidados de saúde oral, está associada a alguns problemas e desafios. Um desses desafios é o custo do equipamento de telemedicina. ***Whitten et al.***, numa revisão sistemática, investigaram a relação custo-eficácia das intervenções de telemedicina e concluíram que não se trata de um meio rentável de prestação de cuidados de saúde. Do mesmo modo, ***Schuffman e Steed*** também concluíram que a teledentistry é ineficaz em termos de custos, mas previram que a sua relação custo-eficácia melhoraria com a sua popularidade e utilização. Outro problema é o pagamento do profissional de saúde oral que exerce a teledentária. A questão "quem paga o prestador de serviços de teledentistry?" tem sido uma questão sem resposta, uma vez que a maioria dos estudos sobre teledentistry foram cobertos por subsídios e terminaram com o esgotamento dos fundos[10,13,14].

A teleodontologia requer alguns conhecimentos informáticos, tanto da parte de quem procura como de quem presta o serviço. Consequentemente, é necessário formar pessoas nas áreas em que a teledentisteria vai ser utilizada. Esta formação exigirá financiamento e tempo. Além disso, a maioria dos programas educativos baseados na teledentistry estão em inglês, pelo que, para serem utilizados globalmente, os programas têm de ser traduzidos para diferentes línguas.

Embora a teleodontologia seja um benefício para os dentistas, nada pode igualar a exatidão do diagnóstico do doente realizado clinicamente. Na teledentistry, os vários passos cruciais do diagnóstico não podem ser realizados, sendo a palpação e a percussão os mais importantes.

- O tratamento requer visitas ao consultório: A teleodontologia ajuda apenas nos procedimentos preventivos e de diagnóstico. Se um paciente necessitar de tratamento, terá de se deslocar à clínica para efetuar procedimentos como restaurações, tratamentos endodônticos e extracções.[17,19]
- Exame virtual: O diagnóstico baseia-se em fotografias clínicas que podem mudar aquando da comunicação presencial. A apresentação exacta nas fotografias intra-orais ou nas gravações de vídeo pode ser diferente do que está realmente presente. Não podem ser efectuados meios auxiliares de diagnóstico adicionais, como a percussão e a palpação.[17,19]

ÂMBITO DE APLICAÇÃO

A teleodontologia tem a capacidade de melhorar o acesso aos cuidados de saúde oral, de melhorar a prestação de cuidados de saúde oral e de reduzir os seus custos para as pessoas carenciadas. Tem também o potencial de eliminar as disparidades entre as comunidades rurais e urbanas, garantindo a igualdade na prestação de serviços de saúde oral. A teleodontologia pode vir a ser a forma mais económica e mais rápida de colmatar o fosso entre as zonas rurais e urbanas no domínio da saúde. Tendo em conta os enormes avanços no domínio das tecnologias da informação e da comunicação, a teledentisteria pode ajudar a levar cuidados de saúde especializados aos cantos mais remotos do mundo.[19]

Lienert N et al. verificaram que os serviços de telemedicina eram úteis para casos relacionados com traumatismos dentários num centro de telemedicina suíço e forneciam um apoio valioso quando não estava disponível um dentista especializado.[73] ***Snow MD et al.*** verificaram que a telemedicina permitia consultas dentárias especializadas distantes e económicas para os australianos das zonas rurais.[74]

Se as projecções sobre a escassez de dentistas na próxima década se concretizarem, a teledentária será importante não só para as zonas rurais, mas também para as nossas populações urbanas e suburbanas. As comunicações interprofissionais melhorarão a integração da medicina dentária no sistema de prestação de cuidados de saúde em geral. A utilização da telemedicina para consultas especializadas, diagnóstico, planeamento e coordenação do tratamento e continuidade dos cuidados fornecerá aspectos de apoio à decisão e facilitará a partilha do conhecimento contextual do doente entre os dentistas.

As segundas opiniões, a pré-autorização e outros requisitos de seguro serão satisfeitos quase instantaneamente em linha, com a utilização de imagens reais de problemas dentários em vez de fichas dentárias e descrições escritas.
A teleodontologia proporcionará também uma oportunidade para complementar os métodos de ensino tradicionais no ensino da medicina dentária e oferecerá novas oportunidades aos estudantes de medicina dentária e aos dentistas.

A tecnologia utilizada em teledentistry permite a transferência rápida de imagens, ficheiros e documentos e proporciona o acesso a esta informação a especialistas e profissionais. Apesar do grande número de disciplinas que podem se beneficiar da teledentistry e da ampla gama de aplicações, ainda existem limitações ao uso da comunicação e tecnologia da informação. A utilização de imagens digitais no diagnóstico pode ser uma ferramenta útil para diagnosticar lesões visíveis, mas as imagens têm as suas próprias deficiências. As imagens representam uma visão bidimensional de objectos tridimensionais, o que pode afetar a precisão do diagnóstico.[9,18]

Outra limitação das imagens é a qualidade das imagens capturadas, pois a teledentistry requer imagens de alta qualidade que não podem ser produzidas em todos os centros/clínicas nas áreas rurais. Isso traz outro desafio: o custo da tecnologia de apoio à teledentistry, que pode representar um fardo tanto para os governos quanto para os indivíduos. As evidências mostram que a teledentistry é um campo em rápido crescimento com muito potencial, mas ainda está na sua infância, e é necessário dar mais ênfase à atribuição de fundos e subsídios para realizar mais ensaios clínicos para fornecer mais evidências e identificar como a teledentistry pode desempenhar um papel na prestação de cuidados de saúde oral.[8,18]

As várias questões éticas e jurídicas acima referidas também têm de ser resolvidas. Mesmo assim, a teleodontologia tem o potencial de prometer muitas mudanças nos próximos anos. As várias medidas que podem ser adoptadas para a implementação efectiva da teledentistry são[14]

- Programa de formação a nível nacional em teledentistry ou mesmo a inclusão do mesmo no currículo dos estudos dentários
- Protocolos de licenciamento adequados

- Os profissionais devem certificar-se da segurança dos seus sistemas e dados. Devem ser mantidos e monitorizados periodicamente adjuntos como a encriptação de dados, a proteção por palavra-passe e os registos de acesso dos utilizadores

INICIATIVAS GOVERNAMENTAIS PARA A TELEDENTISTRY

1. **Department of Information Technology (DIT), Ministério das Comunicações e das TI (MCIT), Governo da Índia**

O DIT estabeleceu mais de 100 nós em toda a Índia, principalmente em colaboração com os governos estaduais. Entre eles contam-se a rede de telemedicina em Bengala Ocidental para diagnóstico e monitorização de doenças tropicais, a rede de oncologia de Kerala e Tamil Nadu para facilitar os cuidados oncológicos e os estados montanhosos do Nordeste e Himachal Pradesh para acesso a cuidados de saúde especializados. Com base nos resultados altamente encorajadores da Rede de Telemedicina Oncológica de Kerala, o Ministério da Saúde e do Bem-Estar Familiar adoptou o programa ONCONET Índia para abranger todos os estados da Índia.[14]

2. **Organização de Investigação Espacial Indiana (ISRO)**

Para promover os benefícios sociais da tecnologia espacial desenvolvida internamente, o Sistema Indiano de Satélites (INSAT), a ISRO está a implantar nós de telemedicina no âmbito de um programa GRAMSAT (satélite rural). Em colaboração com os governos estaduais, a ISRO estabeleceu uma rede de telemedicina para 300 hospitais. Um total de 257 hospitais distritais e centros de saúde remotos/rurais foram ligados a 43 hospitais de especialidade localizados nos principais estados. Dez unidades móveis de tele-oftalmologia fazem parte desta rede. As ilhas Andaman e Nicobar estão agora ligadas aos hospitais de especialidade do continente através de ligação por satélite.[14]

3. **Ministério da Saúde e do Bem-Estar da Família (MoH&FW), Governo da Índia**

O MoH&FW está atualmente a implementar a sua Rede do Programa Integrado de Vigilância das Doenças, que ligará todos os hospitais distritais às faculdades de medicina do Estado para facilitar a teleconsulta, a tele-educação, a formação de profissionais de saúde e a monitorização das tendências das doenças.

Financiou alguns projectos-piloto de teleoftalmologia e de telemedicina rural a nível nacional. Está a ser implementado o projeto OncoNET India, que ligará em rede 27 centros regionais de cancro (RCC) com 100 hospitais de centros periféricos de cancro (PCC) para facilitar um programa nacional de controlo do cancro.[14]

4. **Governos estaduais**

Como se pode deduzir dos dados acima referidos, há comparativamente muito menos estabelecimentos autónomos de teledentistry. Atualmente, estes serviços funcionam sob a égide dos serviços de telemedicina na Índia. O sector privado também desempenhou um papel importante na promoção da telemedicina e da teleodontologia na Índia. Os principais intervenientes do sector privado são os seguintes[14]

O Apollo Hospitals Group (104 nós), o Amrita Institute of Medical Sciences (AIMS) (34 nós), a Asia Heart Foundation (2 nós), o Fortis Hospital (13 nós), o Narayana Hrudayalaya (26 nós) e o Escorts Heart Institute and Research Center (8 nós).

CONCLUSÃO

A teleodontologia é um subconjunto da medicina dentária que se está a formar rapidamente. Trata-se de uma combinação de telecomunicações e de medicina dentária que envolve o intercâmbio de informações clínicas e de imagens através de distâncias remotas para consulta dentária e planeamento de tratamentos. Tem a capacidade de melhorar o acesso aos cuidados de saúde oral, melhorar a prestação de cuidados de saúde oral e reduzir os seus custos. Tem implicações não só num contexto urbano, quando um doente com graves problemas dentários ou em estado de emergência dentária pretende procurar um dentista, mas também nas zonas rurais, onde o dinheiro é uma grande preocupação para as pessoas que aí residem, uma vez que pode constituir um grande obstáculo para procurar tratamento médico ou dentário, pois a distância que separa uma aldeia de um hospital numa cidade pode ser de centenas de quilómetros. A teleodontologia tem o potencial de responder a estas necessidades, bastando para isso aceder ao sítio na Internet e obter alívio imediato.

A teleodontologia, derivada do conceito de telemedicina, é uma estratégia inovadora em desenvolvimento para assegurar a continuidade dos cuidados dentários sob considerações específicas durante a pandemia. No entanto, a sua eficácia na prática dentária pediátrica é ainda um conceito em evolução. É importante compreender o âmbito e as limitações da teledentisteria na prática dentária pediátrica. A teleodontologia pode ser uma ferramenta útil no diagnóstico, na monitorização preventiva e pós-tratamento do paciente, na prescrição de medicamentos em situações de emergência, na consulta multidisciplinar e na orientação comportamental antes da consulta dos pacientes infantis durante a pandemia, mas não pode substituir a medicina dentária tradicional.

REFERÊNCIAS

1. Huurdeman AA. The worldwide history of telecommunications. JohnWiley & Sons; 2003 Jul 31.

2. Freeman RL. Fundamentals of telecommunications (Fundamentos das telecomunicações). John Wiley & Sons;2005 maio 20.

3. Vickers RI, Vilmansen TO. A evolução da tecnologia das telecomunicações. Anais do IEEE. 1986 Sep;74(9):1231-45.

4. Wootton R, Craig J, Patterson V. Introdução à telemedicina. CRCPress; 2017 Dez 21.

5. Zundel KM. Telemedicina: história, aplicações e impacto na biblioteconomia. Boletim da Associação de Bibliotecas Médicas. 1996Jan;84(1):71

6. Khan SA, Omar H. Teledentistry in practice: literature review. Telemedicina e saúde eletrónica.
2013 Jul 1;19(7):565-7.

7. Jain A, Bhaskar DJ, Gupta D, Agali C, Gupta V, Karim B. Teledentistry:upcoming trend in Dentistry. J Adv Med Dent Scie. 2013;1(2):112-5.

8. Bhambal A, Saxena S, Balsaraf SV. Teledentistry: potentials unexplored. J Int Oral Health. 2010 Oct 1;2(3):1-6.

9. Rocca MA, Kudryk VL, Pajak JC. A evolução de um sistema de teledentistrys dentro do Departamento de Defesa. Proc AMIA Symp 1999;1:921-4.

10. Shirolkar R, Ruparelia KP, More C, Ruparelia P. Teledentistry: Uma arte e uma ciência da cura. Jornal da Academia Indiana de Medicina Oral e Radiologia. 2011 Abr 1;23(2):108-11.

11. Skandarajah A, Sunny SP, Gurpur P, Reber CD, D'Ambrosio MV, Raghavan N, et al.

Microscopia móvel como ferramenta de rastreio do cancro oral na Índia: um estudo piloto. PloS One 2017;12:e0188440...

12. Brucoli M, Boffano P, Franchi S, Pezzana A, Baragiotta N, Benech A. O uso de telerradiologia para triagem de trauma maxilofacial. J Cranio- Maxillo-Fac Surg 2019;47:1535e41.

13. Tella AJ, Olanloye OM, Ibiyemi O. Potencial da teledentistry na prestação de serviços de saúde oral nos países em desenvolvimento. Anais da pós-graduação em medicina de Ibadan. 2019;17(2):115-23.

14. Mathews MA, Kathavate RN, Tewary S, Pawashe K. Teledentistry: Anew frontier. Int J

Oral Care Res. 2015;3(4):52-7.

15. Baheti MJ, Bagrecha SD, Toshniwal NG, Misal A. Teledentistry: A needof the era. Int J Dent Med Res. 2014 Jul;1(2):80-91.

16. Chen JW, Hobdell MH, Dunn K, Johnson KA, Zhang J. Teledentistryand its use in dental education. The Journal of the American Dental Association. 2003 Mar 1;134(3):342-6.

17. Ignatius E, Makela K, Happonen RP, Perala S. Teledentistry in Dental Specialist Education in Finland. J Telemed Telecare 2006;12(Suppl. 3):46-9.

18. K. Saad Ahmed e H. Omar, "Teledentistry in practice: literature review," Telemedicine and e-Health, vol. 19, pp. 565-567, 2013.

19. Jampani ND, Nutalapati R, Dontula BS, Boyapati R. Aplicações da teledentística: Uma revisão e atualização da literatura. Jornal da Sociedade Internacional de Odontologia Preventiva e Comunitária. 2011 Jul;1(2):37.

20. Bradley M, Black P, Noble S, Thompson R, Lamey PJ. Application of teledentistry in oral medicine in a community dental service, N. Ireland.British dental journal. 2010 Oct 23;209(8):399-404.

21. Torres-Pereira CC, de Almeida Castro Morosini I, Fonseca BB.Teledentistry and the distant diagnosis of oral mucosal disease.Teledentistry. 2015:13-21.

22. Summerfelt FF. Prática afiliada e assistida por teledentistry para higienistas dentários: Um modelo inovador de força de trabalho em saúde oral. J Dent Educ2011;75:733-742.

23. De Almeida Geraldino R, Rezende LV, da-Silva CQ, Almeida JC. Diagnóstico remoto de traumatismos dentários utilizando fotografias digitais capturadas através de um telemóvel. Dental Traumatology. 2017 Oct;33(5):350-7.

24. Estai M, Kanagasingam Y, Tennant M, Bunt S. A systematic review ofthe research evidence for the benefits of teledentistry. Journal of telemedicine and telecare. 2018 Abr;24(3):147-56.

25. Pentapati KC, Mishra P, Damania M, et al. Fiabilidade da câmara intra-oral utilizando a teleodontologia no rastreio de doenças orais - Estudo-pilotoSaudi Dent J 2017; 29(2):74-77

26. Machado RA, de Souza NL, Oliveira RM, Martelli Júnior H, Bonan PRF. Mídias sociais e telemedicina para diagnóstico e aconselhamento oral na era COVID-19. Oral Oncol 2020;105:104685.

27. Rahman N, Nathwani S, Kandiah T. Teledentistry from a patient perspective during the coronavirus pandemic. Br Dent J 2020;14:1e4.

28. Baker WP 3rd, Loushine RJ, West LA, Kudryk LV, Zadinsky JR. Interpretação de lesões

ósseas periapicais artificiais e in vivo comparando a visualização convencional com um sistema de videoconferência. J Endod 2000;26:39-41.
29. Zˇ ivkovic' D, Tosˇic' G, Mihailovic' B, Miladinovic' M, Vuji_cic' B.Diagnóstico de lesões periapicais dos dentes da frente usando a internet [em sérvio]. PONS Med _casopis 2010;7:138-143.

30. Brullmann D, Schmidtmann I, Warzecha K, d'Hoedt B. Reconhecimento de orifícios de canais radiculares à distância - Um estudo preliminar de teledentistry. J Telemed Telecare 2011;17:154-157.
31. M. Duka, B. Mihailovic, M. Miladinovic, A. Jankovic e B. Vujicic, "Evaluation of telemedicine systems for impacted third molars diagnosis", Vojnosanitetski Pregled, vol. 66, n.º 12, pp. 985-991, 2009.
32. Brickley M. Cirurgia oral: O sistema de referenciação e a telemedicina. BritishDental Journal.

2000 Abr;188(7):384-.

33. Aziz SR, Ziccardi VB. Telemedicina utilizando smartphones para consulta de cirurgia oral e maxilofacial, comunicação e planeamento do tratamento. J Oral Maxillofac Surg 2009;67:2505-2509.
34. Rollert MK, Strauss RA, Abubaker AO, Hampton C. Telemedicine consultations in oral and maxillofacial surgery (Consultas de telemedicina em cirurgia oral e maxilofacial). J Oral Maxillofac Surg1999;57:136-138.
35. Coulthard P, Kazakou I, Koran R, Worthington HV. Padrões de encaminhamento e o sistema de encaminhamento para cuidados de cirurgia oral. Parte 2: O sistema de referenciação e a telemedicina. Br Dent J 2000;188:388-391.
36. Herce J, Lozano R, Salazar CI, Rollon A, Mayorga F, Gallana S. Tratamento de terceiros molares impactados com base na telemedicina: Um estudo piloto. J Oral Maxillofac Surg 2011(Feb);69(2):471-5.
37. Viswanathan A, Patel N, Vaidyanathan M, Bhujel N. Utilizando teledentistry para gerir pacientes com fissura labial e palatina num ambiente ambulatório. Cleft Palate Craniofac J 2021. 10556656211023244. [Epubahead of print].
38. Berndt J, Leone P, King G. Using teledentistry to provide interceptive orthodontic services

to disadvantaged children. Am. J. Orthod Dentofacial Orthop 2008;134(5):700-06.

39. Cook J, Mullings C, Vowles R, Ireland R, Stephens C. Online orthodontic advice: Um protocolo para um sistema piloto de teledentistry. J TelemedTelecare 2001; 7 (6): 324-33.

40. Stephans C, Cook J, Mullings C. Orthodontic referrals via Tele DentSouthwest. Dent Clin North Am 2002;46(3):507-20.

41. Mandall NA, Qureshi U, Harvey L. Teledentistry for screening newpatient orthodontic referals. Parte 2: Perceção do PIB sobre o sistema de referência. Br Dent J 2005;199(11):727-9.

42. Mandall NA. Os registos fotográficos são fiáveis para o rastreio ortodôntico? J Orthod 2002;29:125-7.

43. Stephens CD, Cook J. Attitudes of UK consultants to teledentistry as a means of providing orthodontic advice to dental practitioners and theirpatients. J Ortho 2002; 29(2): 137-42.

44. Bradley SM, Williams S, D'Cruz J, Vania A. Profiling the Interest of General Dental Practitioners in West Yorkshire in Using Teledentistry to Obtain Advice from Orthodontic Consultants. Prim Dent Care 2007;14:117-22.

45. Favero L, Pavan L, Arreghini A. Comunicação através da telemedicina: Home telleassistance in orthodontics Eur J Paediatric Dent 2009; 10:162:167.

46. Keeppanasserril A, Matthew A, Muddappa S. Effectiveness of tele-guided interceptive prosthodontic treatment in rural India: Um estudo piloto comparativo. Online J Public Health Inform.

47. Ignatius E, Perälä S, Mäkelä K. Use of videoconferencing for consultation in dental prosthetics and oral rehabilitation. Journal of telemedicine and telecare. 2010 Dec;16(8):467-70.

48. Wallace CK, Schofield CE, Burbridge LAL, O'Donnell KL. Papel da teledentistry na odontologia pediátrica. Br Dent J 2021;25:1e6 [Epub headof print].

49. Soler C, Zacarı'as A, Lucero A. Molarcropolis: um jogo persuasivo móvel para sensibilizar para a saúde oral e a higiene dentária. In: Procedimentos da conferência internacional sobre avanços na tecnologia de entretenimento por computador. Nova Iorque: The Association for Computing Machinery; 2009. p. 388e91.

50. Levine J, Wolf RL, Chinn C, Edelstein BL. MySmileBuddy: um programa interativo baseado no iPad para avaliar o risco alimentar de cáries na primeira infância. J Acad Nutr Diet 2012;112:1539e42.

51. Shao K, Huang J, Song H, Li R, Wu J. DAYA: um sistema para monitorizar e melhorar a higiene oral das crianças. CHI Extended Abstracts 2014:251e6.
52. Zotti F, Pietrobelli A, Malchiodi L, Nocini PF, Albanese M. Apps para higiene oral em crianças dos 4 aos 7 anos: diversão e eficácia. J Clin ExpDent 2019;11:e795e801.
53. Alkilzy M, Midani R, H€ofer M, Splieth C. Melhorando a escovação de dentes com um aplicativo de smartphone: resultados de um estudo controlado randomizado. CariesRes 2019;53:628e35.
54. Farhadifard H, Soheilifar S, Farhadian M, Kokabi H, Bakhshaei A. Cumprimento da higiene oral dos pacientes ortodônticos através da utilização de uma aplicação de smartphone (Brush DJ): um ensaio clínico aleatório. BDJ open 2020;6. https://doi.org/10.1038/s41405-020- 00050-5.
55. Zotti F, Dalessandri D, Salgarello S, Piancino M, Bonetti S, Visconti L,et al. Utilidade de uma aplicação para melhorar o cumprimento da higiene oral em pacientes ortodônticos adolescentes. Angle Orthod 2016;86:101e7.
56. Simsek H, Buyuk SK, C¸ etinkaya E. YouTube™ como fonte de informação sobre hábitos orais. J Indian Soc Pedod Prev Dent 2020;38:115e8.
57. Amavel R, Cruz-Correia R, Frias-Bulhosa J. Diagnóstico remoto de problemas dentários em crianças baseado em fotografias não invasivas - um procedimento válido? Stud Health Technol Inf 2009;150:458e62.
58. Torres-Pereira CC, Morosini ID, Possebon RS, Giovanini AF, Bortoluzzi MC, Le~ao JC, et al. Teledentistry: distant diagnosis of oral disease using e-mails. Telemed J e Health 2013;19:117e21.

59. Purohit BM, Singh A, Dwivedi A. Utilization of teledentistry as a toolto screen for dental caries among 12-year-old school children in a rural region of India (Utilização da teledentística como ferramenta de rastreio de cáries dentárias em crianças de 12 anos de idade numa região rural da Índia). J Publ Health Dent 2017;77:174e80.
60. Estai M, Kanagasingam Y, Huang B, Shikha J, Kruger E, Bunt S, et al. Comparação de um método fotográfico baseado em smartphone com a avaliação de cáries face a face: um modelo de teledentistry móvel. Telemed J e Health2017;23:435e40.

61. Kale S, Kakodkar P, Shetiya SH. Avaliação da capacidade da mãe no diagnóstico da cárie, utilizando o método fotográfico do smartphone. J Indian Soc Pedod Prev Dent 2019;37:360e4.

62. AlShaya MS, Assery MK, Pani SC. Fiabilidade da foneteledentistry móvel no diagnóstico dentário e planeamento do tratamento na dentição mista. J Telemed Telecare 2020;26:45e52.

63. Lienert N, Zitzmann NU, Filippi A, Weiger R, Krastl G. Teledentalconsultations related to trauma in a Swiss telemedical center: a retrospective survey. Dent Traumatology 2010;26:223e7.

64. Mari~no R, Manton D, Marwaha P, Hallett K, Clarke K, Hopcraft M, et al. A implementação da teledentistry para pacientes pediátricos. In:Global health, the third international conference on global healthchallenges; 2014. p. 14e9.

65. Meshki R, Basir L, Alidadi F, Behbudi A, Rakhshan V. Efeitos da exposição pré-tratamento à prática odontológica usando um jogo de simulação odontológica para smartphone na dor e ansiedade das crianças: um ensaio clínico randomizado duplo-cego preliminar. J Dent 2018;15:250e8.

66. Radhakrishna S, Srinivasan I, Setty JV, DR MK, Melwani A, HegdeKM. Comparação de três técnicas de modificação de comportamento para o manejo de crianças ansiosas com idades entre 4e8 anos. J Dent Anesth Pain Med 2019;19:29e36.

67. Asokan S, Geetha Priya PR, Natchiyar SN, Elamathe M. Effectivenessof técnicas de distração na gestão de crianças ansiosas e um ensaio piloto controlado aleatório. J Indian Soc Pedod Prev Dent 2020;38:407e12.

68. Plaza-Ruı'z SP, Barbosa-Liz DM, Agudelo-Su_arez AA. Impacto do COVID-19 no conhecimento e nas atitudes dos dentistas em relação à teledentistry. JDR Clin Trans Res 2021;6:268e78.

69. Deshpande S, Patil D, Dhokar A, Bhanushali P, Katge F. Teledentistry:A boon amidst COVID-19 lockdown-a narrative review. Revista internacional de telemedicina e aplicações. 2021 Feb 16;2021:1-6.

70. Byrne E, Watkinson S. Satisfação do paciente e do clínico com as consultas por vídeo durante a pandemia COVID-19: uma oportunidade para uma nova forma de trabalhar. J Orthod 2021;48:64e73.

71. Ghai S. Teledentistry during COVID-19 pandemic. Diabetes & Síndrome Metabólica: Clinical Research & Reviews. 2020 Sep 1;14(5):933-5.

72. Lienert N, Zitzmann NC, Filippi A, Weiger R, Krastl G. Teledental Consultations Related to Trauma in a Swiss Telemedical Center-A Retrospective Survey. Dent Traumatol 2010;26:223-7.

73. Snow MD, Canale E, Quail G. Teledentistry Permits Distant, Cost-Effective Specialist Dental Consultations for Rural Australians. J Telemed Telecare 2000;

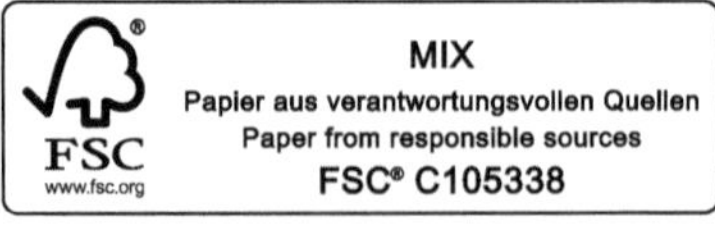

Printed by Books on Demand GmbH, Norderstedt / Germany